わかりやすい画像からみた
脳卒中
リハビリテーション
よくある症例を中心に

竹の塚脳神経リハビリテーション病院 院長
宮上光祐

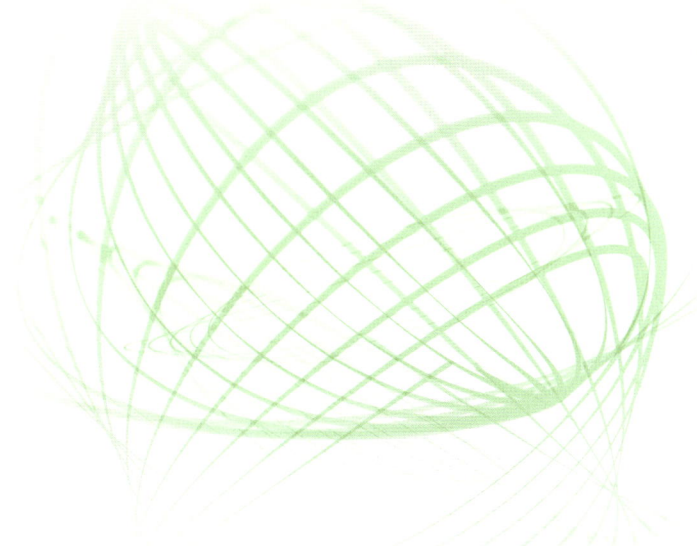

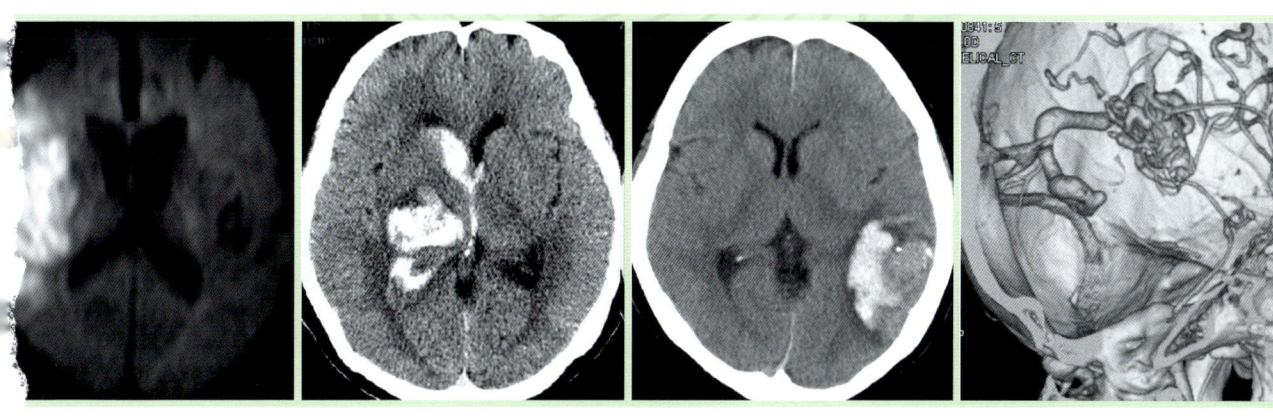

株式会社 新興医学出版社

序　文

　脳卒中は死亡原因の主要な疾患であるのみならず，高齢者の寝たきりや認知症の原因となる最大疾患である．近年これらの治療にあたってリハビリテーションの重要性が指摘されている．急性期からのリハビリの開始が重要であるのみならず，十分なリハビリのための回復期リハビリへの移行が必須であることから，回復期リハビリ病棟のベット数も年々増加しつつある．脳卒中の診断，病態を考えるうえで画像診断は必須であり，予後を把握するうえでも重要である．

　本書の構成は，総論では脳卒中各疾患の画像一般と一般的事項について述べ，各論では，日常よく遭遇する脳卒中症例を対象とし，急性期の画像と簡単な治療経過を含め，回復期リハビリの治療目標（計画），治療経過について説明した．PT，OT，STによる各評価法を用いて詳細にリハビリの経過を追って述べた．また障害の評価，および治療経過をわかりやすくするため図表を多く取り入れた．さらに，解説を加えて各症例の画像，リハビリの経過の提示とともに各疾患の病態の特徴並びに予後についてわかりやすく説明した．

　本書の最後に各疾患の具体的症例（画像）の一覧とその索引ページを記してあるので，アトラスとしても普段の診療にすぐ役立つものと思われる．本書でリハビリの対象となった症例は，すべて系列の苑田第一病院から急性期治療後に，当院へ紹介された症例である．

　本書は，各疾患の代表症例の画像，神経学的所見，リハビリの経過を具体的に記載していることからわかりやすく，今後の具体的なリハビリ治療を行っていくにあたって有用で，参考になるものと確信している．このことから脳卒中疾患に携わるリハビリ科のPT，OT，ST，MSWや看護師のみならず，脳卒中の診療にかかわる脳神経外科，神経内科，内科ドクターや研修医にも有用性が高く良い参考書となる．最後に本書の企画に助言をいただいた林　峰子氏，編集および作成にご助力いただいた早川喜代子氏に感謝致します．

竹の塚脳神経リハビリテーション病院

宮　上　光　祐

執筆者一覧

竹の塚脳神経リハビリテーション病院

執筆
リハビリテーション科
宮上光祐　　院長

執筆協力者
PT部門
末永達也　　理学療法士
山口英典　　理学療法士
相原真樹　　理学療法士
中村　学　　理学療法士
大西広倫　　理学療法士
小野塚雄一　理学療法士
清水洋治　　理学療法士

OT部門
井筒隆文　　作業療法士
石野　浩　　作業療法士
南　裕二　　作業療法士

ST部門
星　達也　　言語聴覚士
前田禎子　　言語聴覚士

CONTENTS

わかりやすい画像からみた脳卒中リハビリテーション

■総論 ··· 7

脳血管障害の画像と一般的事項 ································ 8

1　虚血性病変 ·· 10
2　出血性病変 ·· 17

●各論 ··· 29

1　被殻出血 ·· 30
症例1　62歳，男性．右被殻出血 ······························ 30
症例2　41歳，女性．左被殻出血 ······························ 32

2　視床出血 ·· 36
症例1　57歳，男性．左視床出血 ······························ 36
症例2　57歳，女性．右視床出血，脳室内出血 ··············· 38

3　橋出血 ·· 42
症例　74歳，女性．右橋出血 ···································· 42

4　小脳出血 ·· 45
症例1　62歳，男性．右小脳出血，脳室穿破 ··············· 45
症例2　66歳，女性．正中～左小脳出血 ····················· 48

5　大脳皮質下出血 ·· 51
症例1　57歳，男性．左前頭頭頂葉皮質下出血 ············ 51
症例2　46歳，女性．右側頭葉皮質下出血 ·················· 54

6　脳出血，脳動静脈奇形 ···································· 57
症例1　62歳，女性．脳動静脈奇形による左側頭葉出血 ····· 57
症例2　31歳，男性．脳動静脈奇形による脳出血＋右急性硬膜下血腫 ··· 60

7　くも膜下出血（破裂脳動脈瘤） ……………………………………… 63
　症例1　52歳，女性．くも膜下出血，左中大脳動脈瘤 ………………… 63
　症例2　51歳，男性．くも膜下出血，前交通動脈瘤，
　　　　　　　　　　くも膜下出血後水痘症 …………………………………… 65

8　脳梗塞，内頸動脈閉塞 ………………………………………………… 69
　症例1　68歳，男性．心原性脳塞栓（右中大脳動脈領域），心房細動，
　　　　　　　　　　右内頸動脈閉塞 …………………………………………… 69
　症例2　65歳，女性．脳梗塞（右中大脳動脈領域），右内頸動脈閉塞 …… 71

9　脳梗塞，右中大脳動脈閉塞 …………………………………………… 75
　症例　78歳，男性．脳梗塞，右中大脳動脈閉塞 ……………………………… 75

10　脳梗塞（左前頭葉） …………………………………………………… 78
　症例　58歳，男性．心原性脳塞栓（左前頭葉），心房細動，
　　　　　　　　　左前大脳動脈狭窄 ……………………………………………… 78

11　境界領域脳梗塞（右大脳分水領域） ………………………………… 81
　症例　66歳，男性．脳梗塞（右大脳分水領域），両側頸部内頸動脈狭窄 … 81

12　ラクナ梗塞 ……………………………………………………………… 85
　症例1　74歳，女性．ラクナ梗塞（左放線冠，基底核） ………………… 85
　症例2　71歳，男性．ラクナ梗塞（左放線冠，基底核），
　　　　　　　　　　右頸部内頸動脈狭窄 ………………………………………… 87

13　小脳梗塞 ………………………………………………………………… 90
　症例1　70歳，男性．左小脳梗塞 …………………………………………… 90
　症例2　62歳，男性．右小脳梗塞，左椎骨動脈狭窄 ……………………… 92

14　脳幹梗塞（橋） ………………………………………………………… 95
　症例1　78歳，女性．脳幹（左橋）梗塞 …………………………………… 95
　症例2　75歳，男性．脳幹（右橋）梗塞 …………………………………… 97

　　付録　脳卒中　重症度の評価法　1，2 ………………………… 26, 100
　略語一覧 ……………………………………………………………………… 102
　症例一覧 ……………………………………………………………………… 103
　欧文索引 ……………………………………………………………………… 104
　和文索引 ……………………………………………………………………… 105

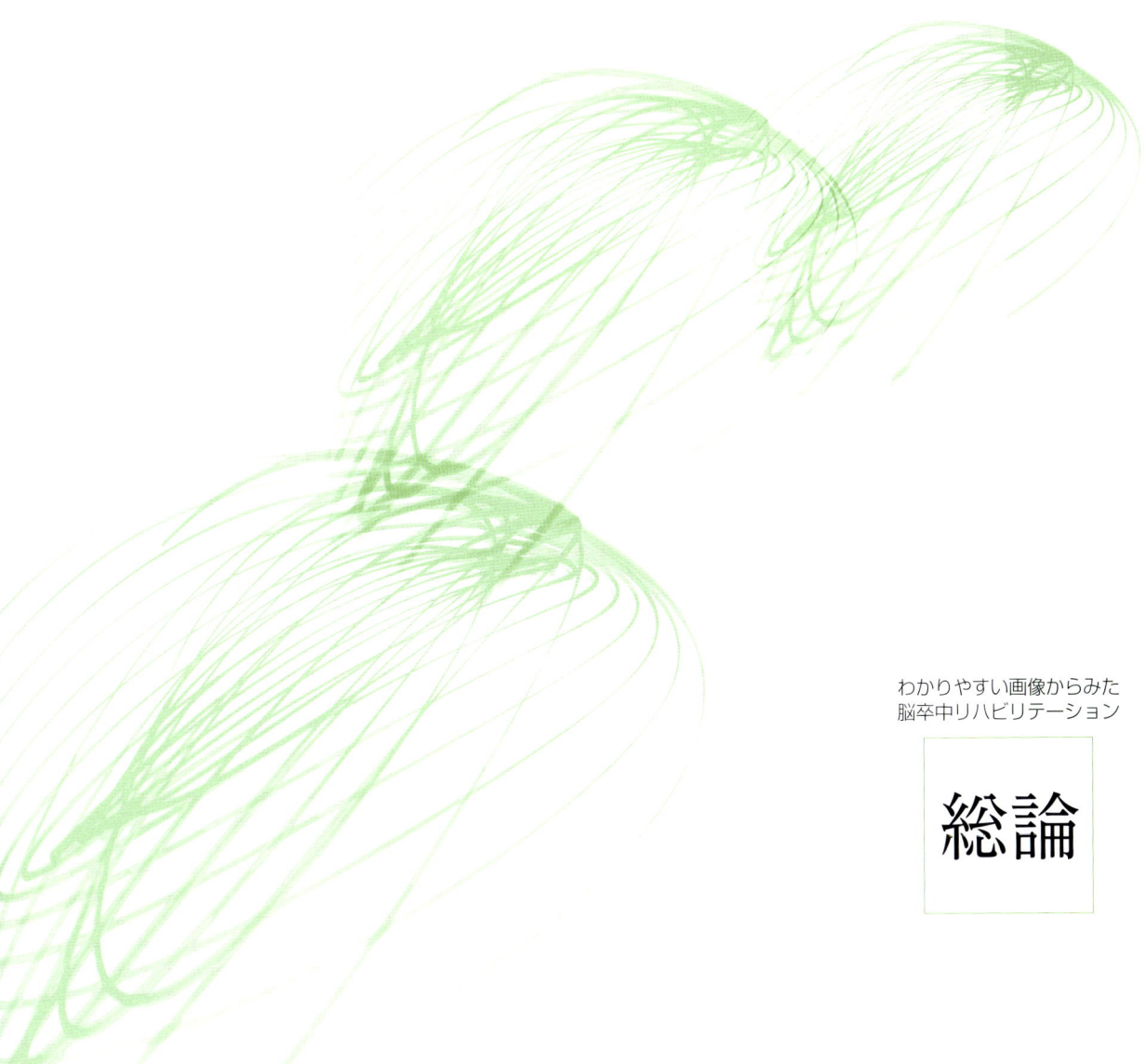

わかりやすい画像からみた
脳卒中リハビリテーション

総論

脳血管障害の画像と一般的事項

　脳血管障害は脳を還流する血管病変によって何らかの脳障害をきたすものをいう．このうち脳卒中は，脳の循環障害により急激に意識障害や片麻痺，言語障害などの神経脱落症状をきたす症候群であり，通常，脳血管障害の急性の重症型ともいえるものである．脳血管障害による死亡は，日本では悪性新生物，心疾患についで死因として高頻度であり，特に脳梗塞が多い．

急性期脳血管障害の病型診断の進め方

　脳血管障害の分類第3版（NINDS, 1990）のなかで脳卒中の病型は，①脳出血，②くも膜下出血，③脳動静脈奇形よりの頭蓋内出血，④脳梗塞の4つに分類されている．

　これら急性期脳血管障害の病型診断の進め方として，まず病歴の聴取と診察を行い，脳血管障害の疑いがあれば直ちにCT検査を行っていく．病歴の聴取では，何らかの神経症状が急速に出現したかどうかが診断上重要である．一般に，脳梗塞や脳出血では片麻痺や言語障害などの神経症状が，くも膜下出血では激しい頭痛が突発することが特徴である．また，診断を進めるうえで，既往歴では脳血管障害の危険因子となる高血圧，糖尿病，脂質異常症，喫煙，心房細動，虚血性心疾患などがあったかどうかをチェックしておく．

　診察に当たってはまず，バイタルサインのチェックにより全身状態の把握が必要である．次いで，神経学的診察により意識状態，高次脳機能（失語，失行，失認），運動，感覚，脳神経などの検索により病型診断のみならず，局在診断，重症度診断を確定していく．

　問診と診察により脳血管障害が疑われれば頭部CT検査へと進める．脳出血とくも膜下出血では，発症後直ちにCT上高吸収域を示すので診断は容易である．しかし，脳梗塞では発症24時間以内では異常を示さないことが多い．ただし，虚血の程度が強い心原性脳塞栓では，発症後数時間以内でも脳溝の消失や脳実質の早期低吸収域などのearly CT signといわれる急性脳梗塞に特徴的な異常所見が検出できることもある．

＜主な臨床病型＞

1　脳梗塞

　アテローム血栓性脳梗塞，心原性脳塞栓，ラクナ梗塞の主に3型に分類できる．これらはその病型によってその成因，病態，予後，治療法が異なることから病型の正しい診断が必要になってくる．
①アテローム血栓性脳梗塞は脳主幹動脈のアテローム硬化性狭窄または閉塞が原因となる病変で，これらの病変を確認する必要がある．画像からは境界領域の梗塞が多い．発症形式は階段状の進行または突発的に完成する．
②心原性脳塞栓症は心臓内にできた血栓が栓子となり，脳主幹動脈に塞栓を起こすもので，心房細動によって起こることが多い．画像は境界明瞭な皮質枝領域の梗塞で，発症は突発的に発症し症状を完成する．
③ラクナ梗塞は径1mm以下の穿通枝動脈の閉塞が原因となる小梗塞である．画像上1.5cm以下の穿通枝領域の小梗塞で，発症は急速または階段状に進行する．

2　脳出血

　多くは高血圧性脳出血で，既往歴に高血圧がある．CTによって出血の診断は容易で，好発部位として被殻，視床，小脳，橋が挙げられる．高血圧の既往がなく明らかな出血傾向のない場合は脳

血管奇形や脳動脈瘤なども考慮して MR や脳血管撮影が必要となる．

3 くも膜下出血

くも膜下出血の約 80％は脳動脈瘤破裂によるとされ，その他，脳動静脈奇形，もやもや病などがある．脳動脈瘤などの診断は MRA, 3D-CTA, 脳血管撮影により確定され治療を進める．

脳血管障害の画像診断の要点と問題点

脳血管障害の急性期の的確な診断は，治療予後を左右するため重要である．脳血管障害の画像診断のポイントと問題点について述べる．

1 CT（computed tomography）

- 出血性か，非出血性病変かを鑑別するには，CT がもっとも有用で，MR より優れている．出血は CT によって短時間に容易に検出される．
- CT の限界は，発症早期の虚血性病変や頭蓋底骨に近い小脳，脳幹の病変で，これらではアーチファクトが多く診断が困難である．
- 急性期くも膜下出血の診断は，CT がもっとも確実であるが，発症から数日経過した軽度のくも膜下出血では，髄液による出血の希釈と吸収によって CT では検出しにくくなる．この場合は MR の FLAIR（fluid attenuated inversion recovery）画像などによって診断される．
- 脳動脈瘤やその他の脳血管障害の診断は，従来脳血管撮影や MRA によっていたが，最近，造影剤の急速注入と高速撮影による 3D-CTA による診断法が広く用いられつつある．
- 3D-CTA（three dimensional computed tomography）は脳動脈瘤，血管奇形，主要動脈の狭窄，閉塞などの診断に用いられる．脳動脈瘤の診断には 3D-CTA により各方向からの親動脈との関係，動脈瘤の頸部の状況が判定でき，血管撮影より有用な点もある．

2 MR

- 発症後数時間以内の虚血性病変は，X 線 CT で検出できないことが多く，拡散強調画像の MRI（magnetic resonance imaging：磁気共鳴画像）によって検出可能となる．脳梗塞急性期の拡散強調像は細胞性浮腫が高信号として描出されるが，不可逆性病変と可逆性病変が混在している．問題点としてどの程度の高信号であれば不可逆性病変と診断できるかはいまだ解明されていない．
- MRA（magnetic resonance angiography：磁気共鳴血管造影）は造影剤を用いることなく，頭蓋内，頸部主幹動脈・静脈を描出できる．すなわち，動脈の閉塞，狭窄や静脈洞閉塞，動脈瘤，脳血管奇形などが診断される．問題点として，MRA は，流速，乱流の影響を受けるので血管狭窄を過大，または過小評価することがあるので注意を要する．
- MR 還流強調画像から脳循環のパラメーターを算出できる．造影剤投与から信号変化が最大になるまでの時間によって脳循環を半定量するが，組織を通過中の造影剤による信号から真の平均通過時間を正確には求めることはできないという問題点がある．

3 脳血管撮影

- MRA や 3D-CTA で十分な情報が得られない場合に脳血管撮影を行う．
- 脳血管撮影の診断価値は，血管走行，側副血行，循環時間（動態），造影剤漏出などが判定できる．疾患としては，閉塞性脳血管障害，脳動脈瘤，脳動静脈奇形，静脈閉塞などが適応となる．
- 脳血管撮影の問題点としては，撮影方向が限られることと，血管撮影の施行による合併症のリスクが 0.1〜0.5％であることである．

4 脳血流測定（SPECT：single photon emission computed tomography）

- 通常，SPECT（Tc-HMPAO，または Tc-ECD）によって脳血流を測定する．
- 急性期脳梗塞のうち正常の 40％以下の血流領域は不可逆性病変と考えられ，一方，正常の 40〜70％の血流領域は回復可能な領域（ペナンブラ）と考えられている．
- SPECT は空間解像力に劣るため，小梗塞の血流障害の判定は困難である．

■ 総論

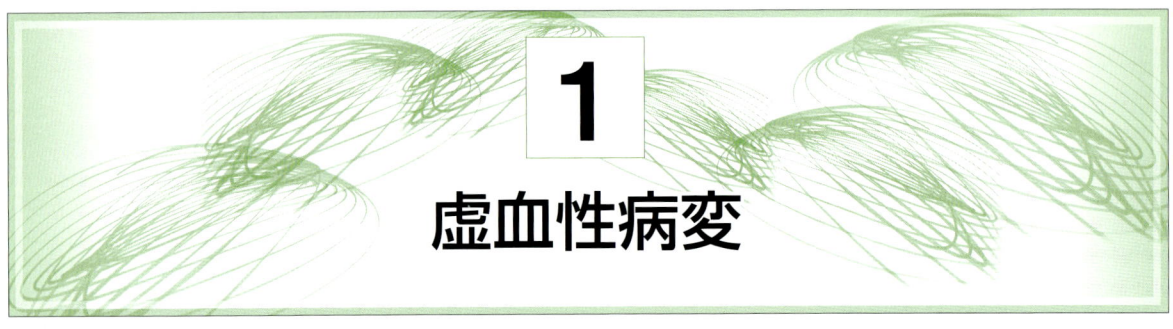

虚血性病変

 脳梗塞 Cerebral infarction

　脳梗塞は成因から血栓性梗塞と塞栓性梗塞に分類される．血栓性梗塞は動脈硬化などにより脳動脈が比較的緩徐に閉塞することにより発生する．塞栓性梗塞は心腔内や血管壁などに生じた塞栓子（embolus）が末梢の脳動脈に至り閉塞することにより生じる．
脳の血管支配：（図1）
●脳梗塞は脳動脈の支配領域に則して生じ，血管支配から皮質型と穿通枝型に分類される．
　大脳は，内頸動脈の分枝の前大脳動脈と中大脳動脈に，さらに椎骨動脈系からの後大脳動脈によって支配され，これら各動脈の本幹の血流障害により皮質型梗塞となる．脳梗塞は前大脳，中大脳，後大脳の各脳動脈領域の梗塞の分類とこれらの各脳動脈の支配領域の境界部に生じる境界領域脳梗塞（watershed infarction）に分類される（図1）．
●大脳基底核，内包部は，内頸動脈，椎骨脳底動脈系からの穿通枝によって支配され，この穿通枝

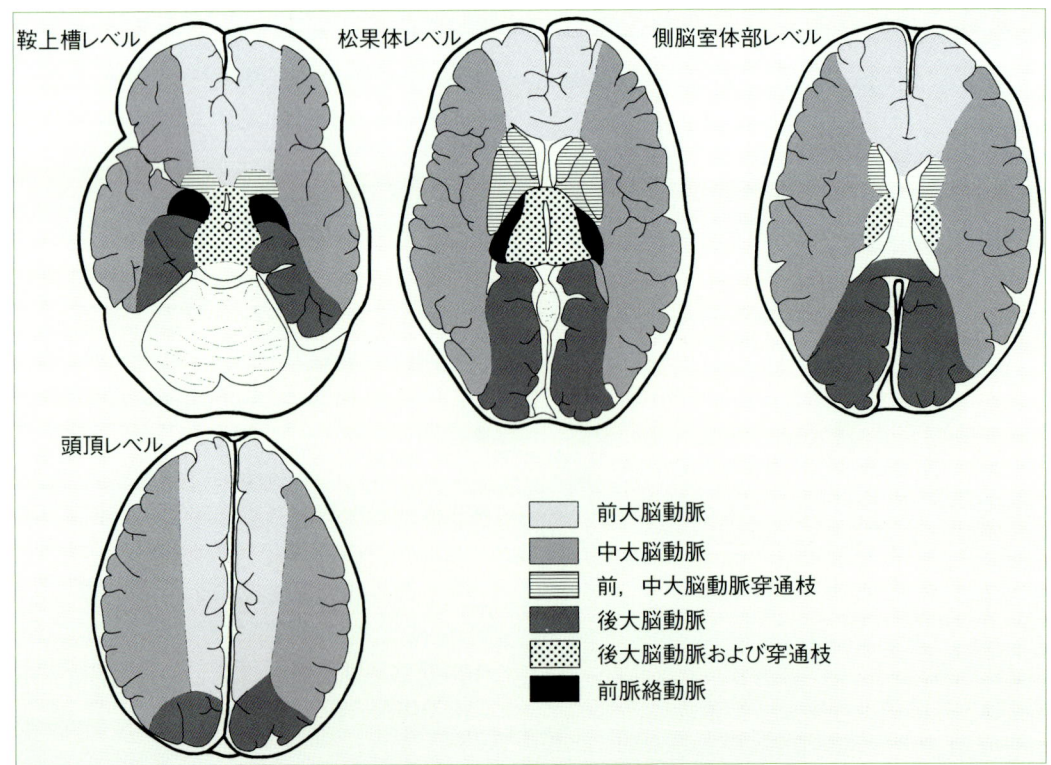

図1　各大脳動脈およびその穿通枝，前脈絡動脈の支配領域

10

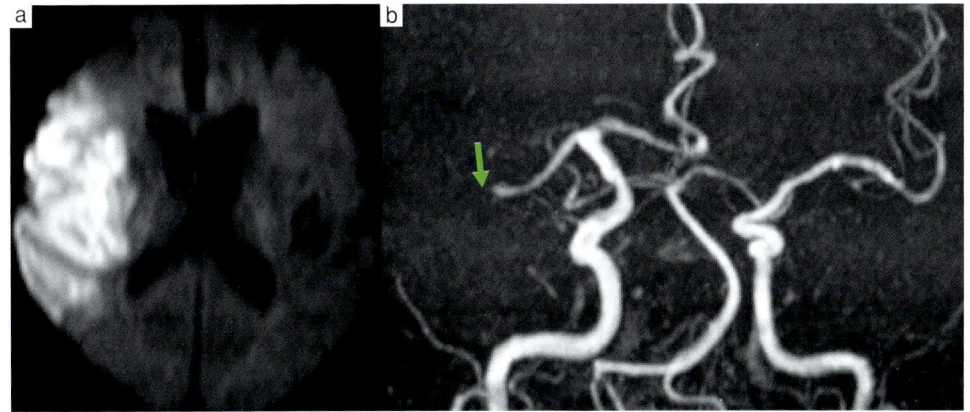

図2 右中大脳動脈閉塞による脳梗塞
　a：急性期脳梗塞，MRI拡散強調像（DWI）
　b：右中大脳動脈閉塞（➡），a図と同一症例のMRA

領域の血流障害を穿通枝型梗塞という（図1）．
● 小脳，脳幹部は，椎骨動脈，脳底動脈，各小脳動脈やそれらの穿通枝によって栄養されている．障害される部位によって脳幹梗塞，小脳梗塞と呼んでいる．

<診断上のポイント>
1　画像所見の要点
　MRI
● 急性期脳梗塞の画像診断は，MRIのほうがCTに比較し，より診断的有用性が高い．特に，脳幹，小脳などの後頭蓋窩病変やラクナ梗塞の検出に有用である．
● 発症後2〜6時間の超急性期では，通常CTやMRIのT2強調像では異常を示さないが，超急性期でもMR拡散強調像（diffusion weighted image：DWI）によって診断可能であることが明らかになっている．すなわち，DWIによって脳梗塞による細胞性浮腫が高信号としてとらえられる（図2a）．しかし，DWIの高信号域のすべてが不可逆的障害により最終的な梗塞に陥るとはかぎらない．
● 発症後数時間〜24時間では約80％の例にT2強調像，プロトン密度像，FLAIR法によるMR像で高信号を呈するが，T1強調像では異常が描出されないことも多い．
● 急性期（2日目〜7日目）では，T1強調像は徐々に低信号がはっきりし，T2強調像は高信号を示す．
● 亜急性期（1週〜約1ヵ月）では，CTでのfogging effectと同様，梗塞巣は皮質壊死，血液脳関門の破綻，出血性変化などを伴い，画像上も多彩な像を示す．T1強調像では，低信号のなかに高信号を呈する領域がみられるようになる．これは亜急性期はしばしば出血性変化を伴い，メトヘモグロビンのT1緩和時間短縮効果により，T1強調像で高信号域を認める（図3）．さらに，皮質壊死は発症2週後に皮質に沿った高信号域としてみられる．この時期の造影T1強調像では血液脳関門の破綻を伴って，造影剤の漏出による増強効果がみられる．脳回に沿った増強パターンを示し，病巣範囲もより明瞭となる．
● 慢性期（約1ヵ月以降）：梗塞巣はT1強調像では明らかな低信号，T2強調像では高信号を呈し，増強効果は徐々に減弱し次第にみられなくなる．周囲の脳組織の萎縮を伴う．
　CT
脳梗塞の単純CT像は梗塞の発生時期によって異なる．
急性期（発症〜7日）の場合，発作直後は異常を認めず，3〜6時間後より軽度低吸収域を示し，12時間以上たつと大部分の例で低吸収域をみる．3日目で低吸収域がはっきりし，周辺脳組織への圧排所見も最大となる．心原性脳塞栓症例では，脳梗塞に伴う脳浮腫，脳腫脹が著明になることがある（図4）．
● 亜急性期（7日〜約2ヵ月）では，発症7日目になると低吸収域が強くなるが，その後4週目ごろまで低吸収域が等吸収域化し，一見正常化してみえることがある．この現象をfogging

■ 総論

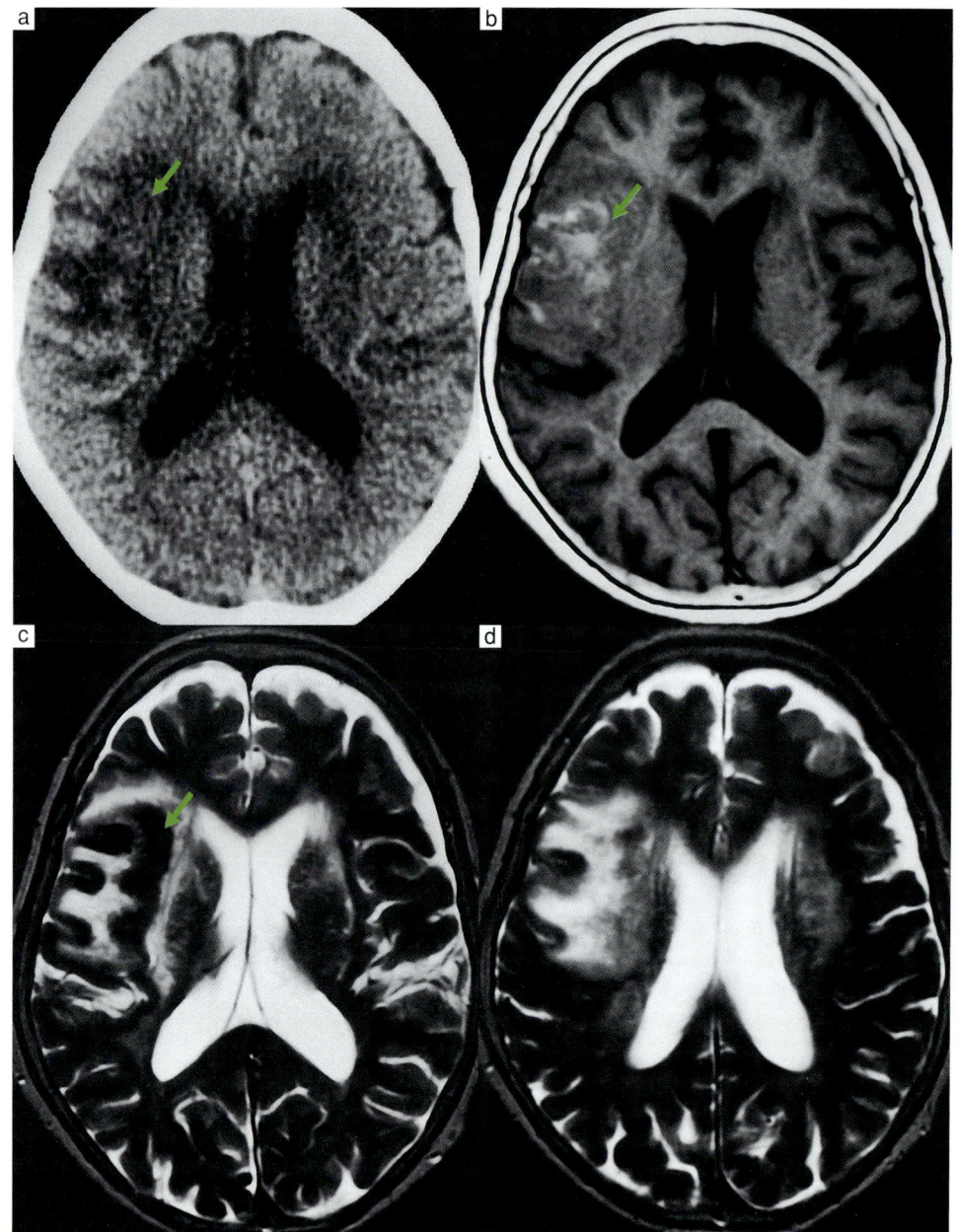

図3 亜急性期出血性脳梗塞（軽度出血を合併）
a：単純CT，b：MRI T1強調像，c，d：MRI T2強調像

　発症後8日めの単純CT（a）では右前頭葉を主体とした皮質，皮質下に不規則な低吸収域とその内部に等吸収域（➡）の混在がみられる．亜急性期のT1強調像（b）では，CT上の異常部に一致した皮質，皮質下部に低信号に出血性変化による不規則な高信号の斑状陰影（➡）の混在を認めた．T2強調像（c，d）では不規則な高信号のなかに低信号像（➡）（T1強調像で高信号部と同一部）の混在を認めた．

effect（くもり効果）と呼び約半数例にみられ，この時期に造影剤を投与すると増強効果が認められる．大脳皮質に生じると特徴的な脳回に沿った増強効果（gyral pattern enhance-

ment）を呈する．
- 慢性期（約2ヵ月以降）では梗塞巣は著明な低吸収域となり，周辺は萎縮所見を示す．
- 出血性梗塞では，通常高吸収域と低吸収域が不均一に混在するが，出血の程度は症例によってさまざまである．

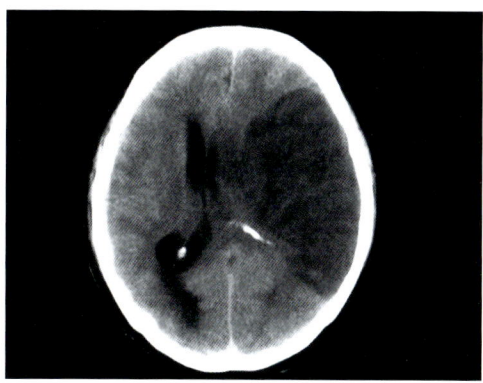

図4　急性期心原性脳塞栓のCT

ラクナ梗塞　Lacuna infarction

＜診断上のポイント＞
1　画像所見の要点

- 急性期のCTでは，検出困難なことが多く，MRIが診断上重要である．発生部位としては穿通枝領域にみられる．
- 急性期ラクナ梗塞では，T1強調像で等信号，FLAIR画像またはT2強調像で高信号を示し，周囲に浮腫を伴うことが多い．超急性期拡散強調像では，発症6時間以内より梗塞巣は高信号像として描出される（図6a）．
- 陳旧性ラクナ梗塞は，T1強調像で低信号，T2強調像で中心部は液化のため強い高信号（図5，図6b），FLAIR法では髄液と同程度の低信号を示す．T2強調像の辺縁，周囲の高信号は虚血性変化（脱髄，グリオーシス）のため境界は一般に不明瞭である．

2　その他の要点
- ラクナ梗塞の定義は，脳深部すなわち，基底核，視床，橋，大脳白質深部などに生じる直径15mm以下の貧血性小梗塞である．
- 発生機序は，高血圧を基礎に穿通枝動脈の動脈硬化性の血栓性閉塞による．
- 血管周囲腔（etat crible）との鑑別が問題となる．血管周囲腔の拡張は，一般に3mm未満，髄液と同信号，境界明瞭で周囲の変化を伴わないなどの特徴がある．3mm以上のものは鑑別困難である．

頭蓋内脳動脈閉塞　Obstruction of cerebral artery

＜診断上のポイント＞
- 脳動脈の狭窄，閉塞の診断は，MRA，3D-CTA，または脳血管撮影によるが，もっとも非侵襲的な検査法であるMRAをまず第一選

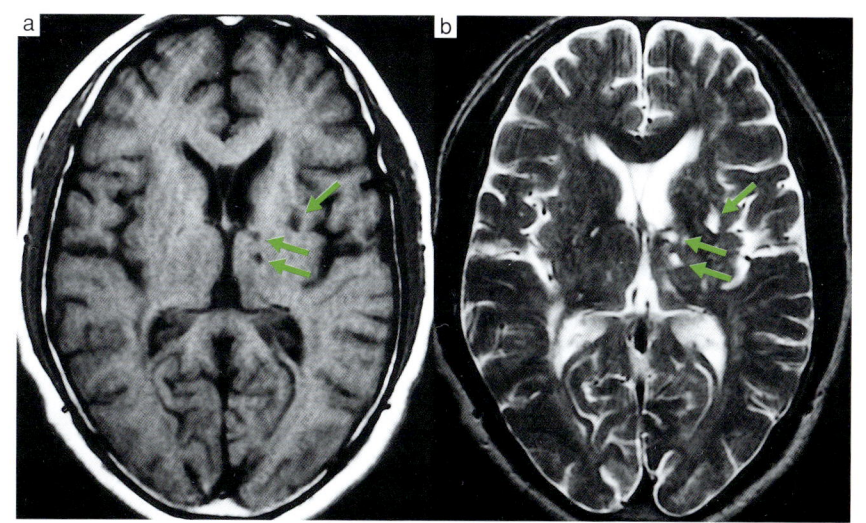

図5
陳旧性多発性ラクナ梗塞
　a：MRI T1強調像
　b：MRI T2強調像

本例のMRI T1強調像（a）では左基底核の被殻，視床に3〜10mm大の小円形，多発性低信号（➡）を認める．MRI T2強調像（b）では多発性の高信号（➡）を示した．

■ 総論

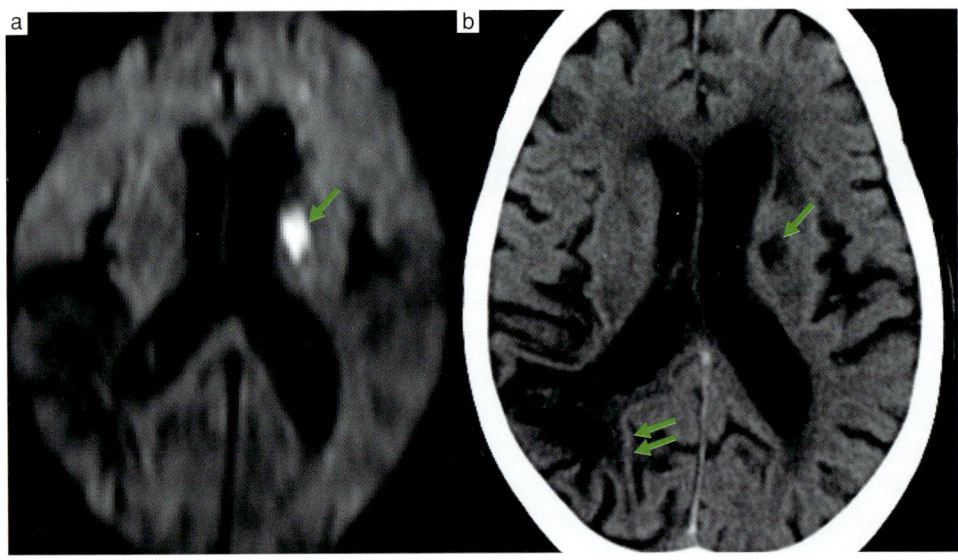

図6
急性期と慢性期ラクナ梗塞
a：急性期ラクナ梗塞，MRI拡散強調像（DWI）
b：a図同一症例の慢性期ラクナ梗塞（➡）と陳旧性脳梗塞（➡），MRI T1強調像

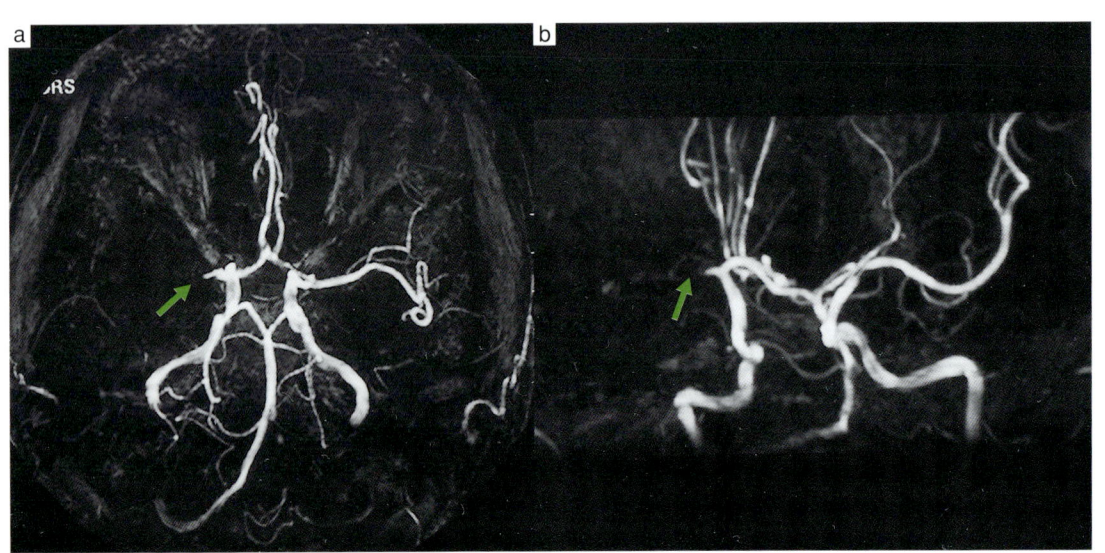

図7　右中大脳動脈閉塞
a：MRA 水平断像，b：MRA 前額断像

MRA 水平断像（a）では，右中大脳動脈（M1）起始部（➡）から無信号になり完全閉塞している．前額断像（b）でも同様に右中大脳動脈（M1）起始部（➡）に閉塞所見を示す．MRI は右基底核に脳梗塞所見を認めた．

択として行うことが多い．MRA では血管閉塞部で完全に無信号になり，それより末梢部に信号がみられない（図7）．
● 頭蓋内脳動脈の狭窄，閉塞の好発部位は，内頸動脈系では内頸動脈サイフォン部（分岐部）や中大脳動脈三叉分岐部に，椎骨脳底動脈系では脳底動脈起始部と終末部に起こりやすい．

頸部頸動脈分岐部狭窄による一過性脳虚血発作 Stenosis of cervical carotid artery

＜診断上のポイント＞
● 一過性脳虚血発作（TIA）は，頸動脈ないし椎骨動脈に粥状硬化（atheroma）による狭窄があり，そこに発生した壁在性血小板血栓が一

1 ■ 虚血性病変

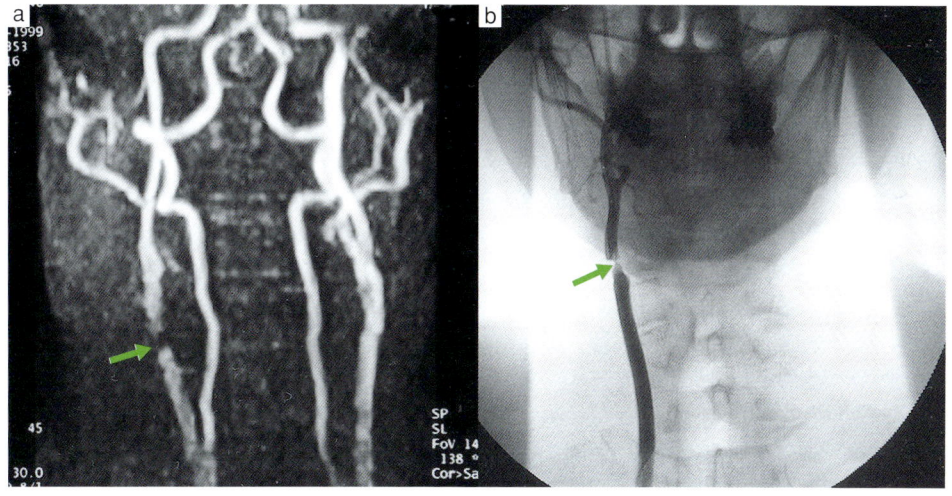

図8　右頸部内頸動脈狭窄
a：MRA，b：脳血管撮影

この症例のMRA（a）では右総頸動脈分岐部付近で無信号（➡）となっているが，その末梢部では再び信号がみられるflow gap所見が認められた．この症例の脳血管撮影（b）では右総頸動脈から分岐部にかけて約90％の狭窄（➡）を示した．

部遊離し，末梢へ流れ，塞栓して起こるものと考えられている．
- 一般に，著明な頸動脈狭窄をみる例ではTIAの発作期間は短く，1時間以上の発作期間を示す例は動脈内塞栓で，頸動脈に狭窄のない例が多い．
- 頸動脈の狭窄，閉塞の診断は，まずMRAによって検索されほぼ診断可能である．図8aの症例のごとくMRAで頸動脈が完全に無信号になって，再び末梢部で信号がみられる所見（flow gap）は，70％以上の頸動脈狭窄例とされている．頸部ドップラー超音波検査も診断上有用である．

静脈洞血栓症　Sinus thrombosis

＜診断上のポイント＞

1　画像所見の要点
MRI
- 静脈洞内血栓は，時間的経過によって信号像が異なる．急性期（発症1〜5日目）では，血栓はT1強調像で等信号，T2強調像で強く低信号を示す．亜急性期（15日ごろまで）では，血栓はT1，T2強調像ともに強い高信号を示す．しかし，静脈洞はもともと血流が遅いため，とりうる信号もさまざまで，血流と血栓との判別が困難な場合もあり注意を要する（図9）．
- 間接所見として，頭蓋内圧亢進による脳浮腫，脳室の狭小化，静脈性脳梗塞，出血性梗塞，静脈圧亢進による出血などを示す．
- 造影MR T1強調像では，静脈洞血栓は内腔が増強されない部分として描出され，一方，静脈洞壁は増強効果を認める特徴がある（empty delta sign）．
- 側副路として脳表の拡張した静脈が増強されて描出されることがある．

CT
- 単純CTでは，脳表静脈内凝固を示す特徴的所見として脳表に索状高吸収域を示す（cord sign）．
- 造影CTでは，静脈洞壁が造影増強され，内部の血栓は増強されない特徴的所見を示す（空洞三角徴候 empty delta sign）．

2　その他の要点
- 脳血管撮影による静脈洞の閉塞によって確定診断する．静脈洞に入る脳皮質静脈の停滞，拡張，

■ 総論

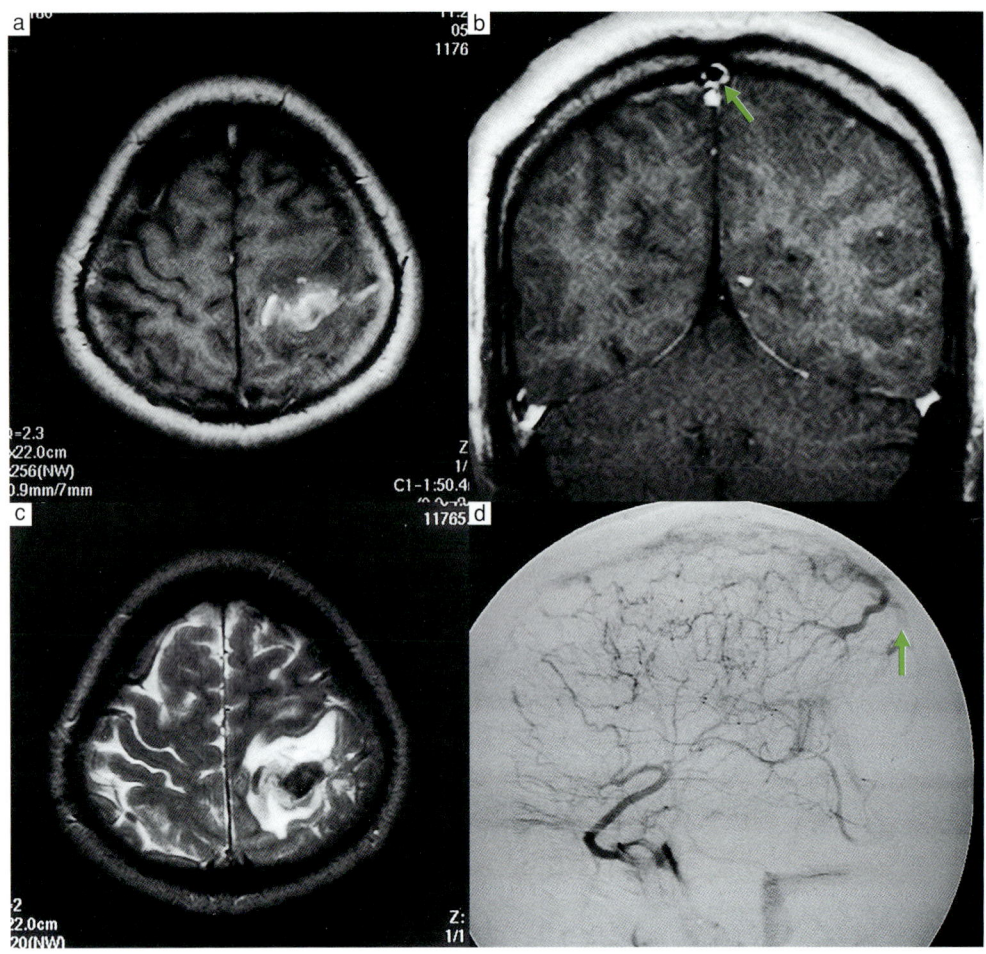

図9 上矢状静脈洞血栓症に合併した出血性脳梗塞
a：MRI T1強調像（水平断面），b：MRI造影T1強調像（前額断面），c：MRI T2強調像（水平断面），d：脳血管撮影側面像

発症後7日めのT1強調像（a）では，左前頭頭頂葉に内部に出血による高信号を伴い辺縁は等〜低信号を示す．T2強調像（c）では内部は低信号を示し，辺縁は低〜高信号を呈した．造影T1強調像（b）では上矢状静脈洞後部の前額断面で，血栓化静脈洞壁が増強効果を示すが内腔は低信号を示した（空洞三角徴候，empty delta sign, ➡）．脳血管撮影側面像（d）では，上矢状静脈洞後1/3部で完全な閉塞所見（➡）と脳表の上行静脈の怒張，蛇行と副血行の発達を認めた．

蛇行所見も診断上重要である．
- 初発症状はけいれんが多い．頭蓋内圧亢進症状，静脈性脳梗塞を合併することも多い．好発部位は，上矢状静脈洞，横静脈洞に多い．
- 原因には，感染症（副鼻腔炎，中耳炎など），凝固能亢進状態，脱水，妊娠，分娩後，経口避妊薬などがある．

2 出血性病変

高血圧性脳出血
Hypertensive intracerebral hemorrhage

＜診断上のポイント＞

1 画像所見の要点

CT

- 急性期の出血性病変に関しては，CTがMRに比較し診断能が高く，均一な高吸収域として描出され診断は容易である．高度の貧血のある場合は，急性期でも高吸収値を示さないこともあるので注意を要する．
- 急性期の脳出血は，高吸収域として描出されるが，時間の経過とともに高吸収域は吸収値が低下する．
- 急性期（発症～7日）の血腫は，境界鮮明な高吸収域を示す．亜急性期（8日～1ヵ月ごろ）では，血腫の辺縁から吸収値が低下し，境界不鮮明，血腫の内部も不均一になる．慢性期（1～2ヵ月以降）では血腫全体が吸収され低吸収域となる．
- 造影増強CTでは，血腫発生の急性期では増強所見を認めないが，1～6週にかけての血腫の融解過程において血腫をとりまいてリング状増強効果を示すことがあり，腫瘍性病変との鑑別上注意を要する．増強効果の機序は，血腫周辺にできた肉芽組織の血管増生によると考えられている．

MRI

- 出血の診断にはCTがより有用であるが，MRIは血管奇形，血管腫，腫瘍などの出血の原因検索のため行う意義がある．
- 脳出血はMRIでは，ヘモグロビンの代謝過程での鉄イオンの緩和作用の相違により，出血の時期によって画像所見が異なる（表1，2）．
- 急性期（発症～7日）では，血腫を形成すると酸素分圧の低下により酸化ヘモグロビン（oxyHb）は，まず還元型ヘモグロビン（deoxyHb）へ変化する．oxyHbは反磁性体でプロトン信号に影響を与えないが，deoxyHbは常磁性体で内在する2価の鉄イオンにより局所磁場の不均一をきたし，T2が短縮する．このことから急性期ではdeoxyHbを反映してT1強調像では等信号，T2強調像で低信号を示した．
- 亜急性期（1週～1ヵ月）ではdeoxyHbは，出血から1週間前後でメトヘモグロビン（metHb）へ変化する．metHbに内在する鉄は3価の鉄イオンであり，これによりT1も短縮するようになる．一方，この時期は赤血球が壊れている状態で，局所磁場の不均一が持続す

表1 赤血球内のヘモグロビンの代謝過程と信号強度

	T1強調像	T2強調像
酸化ヘモグロビン（oxyHb）	等信号	等信号
還元型ヘモグロビン（deoxyHb）	等信号	低信号
メトヘモグロビン（metHb）	高信号	低信号
遊離メトヘモグロビン（metHb）	高信号	高信号
ヘモジデリン	等～低信号	低信号

表2 脳出血の経過と信号強度

	T1強調像	T2強調像
急性期（発症～7日）	等信号	低信号
亜急性期（1週～4週）	等～高信号	低～高信号 低（辺縁部）
慢性期（1ヵ月以降）	高信号	高信号
血液成分吸収後	等～低信号	低信号

■ 総論

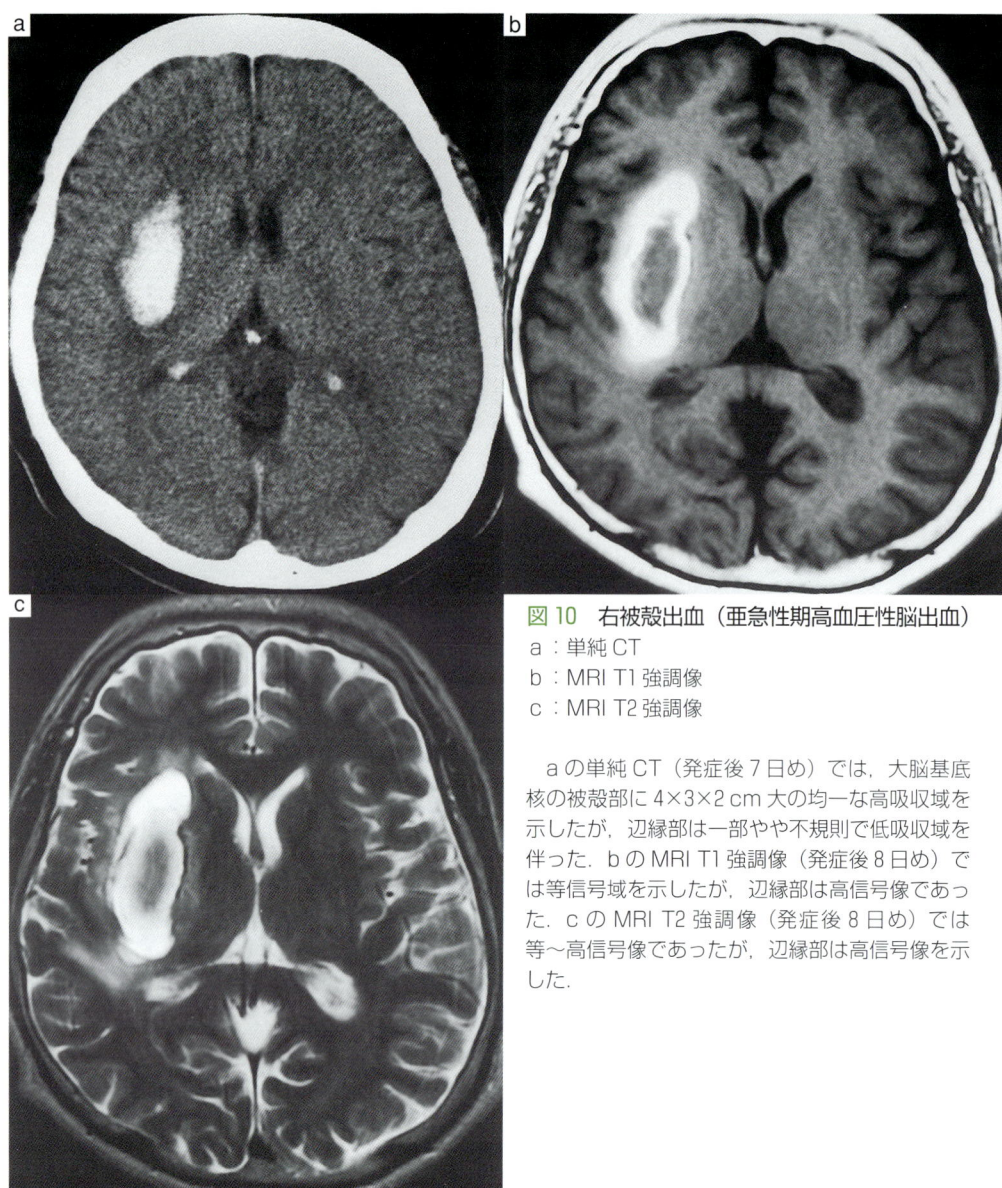

図10 右被殻出血（亜急性期高血圧性脳出血）
a：単純CT
b：MRI T1強調像
c：MRI T2強調像

aの単純CT（発症後7日め）では，大脳基底核の被殻部に4×3×2 cm大の均一な高吸収域を示したが，辺縁部は一部やや不規則で低吸収域を伴った．bのMRI T1強調像（発症後8日め）では等信号域を示したが，辺縁部は高信号像であった．cのMRI T2強調像（発症後8日め）では等〜高信号像であったが，辺縁部は高信号像を示した．

るため，T2は短縮したままである．したがって，亜急性期ではT1強調像では高信号，T2強調像では低信号から高信号となる（図10）．
- 慢性期（1ヵ月以降）では出血後2週を経過すると血腫の辺縁に被膜が形成され，この部にヘモジデリンなどの鉄色素が沈着し，局所の磁場が不均一になるため，血腫の辺縁部はT2の短縮をきたす．出血の内部も溶解し液化するためT2強調像で高信号を呈し，T1強調像では，メトヘモグロビン（metHb）への変化のため高信号を示す．さらに時間が経過し陳旧性の血腫になると，metHbは完全に吸収されると，血腫の内部は髄液と同じ信号強度を示すようになる．T1強調像では等〜低信号，T2強調像で低信号を示す．

2 その他の要点
- 突然の頭痛，意識障害などの頭蓋内圧亢進症状と片麻痺などの巣症状で発症する．好発年齢は50〜70歳である．
- 血腫の好発部位は，大脳基底核（被殻，視床）

2 ■ 出血性病変

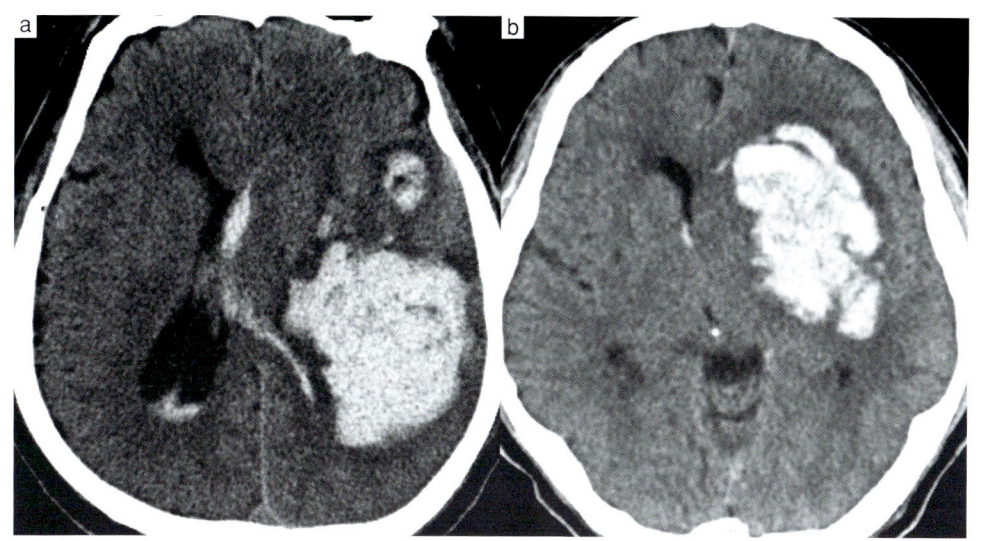

図11
a：CT，脳室穿破を合併した皮質下脳出血
b：CT，被殻出血

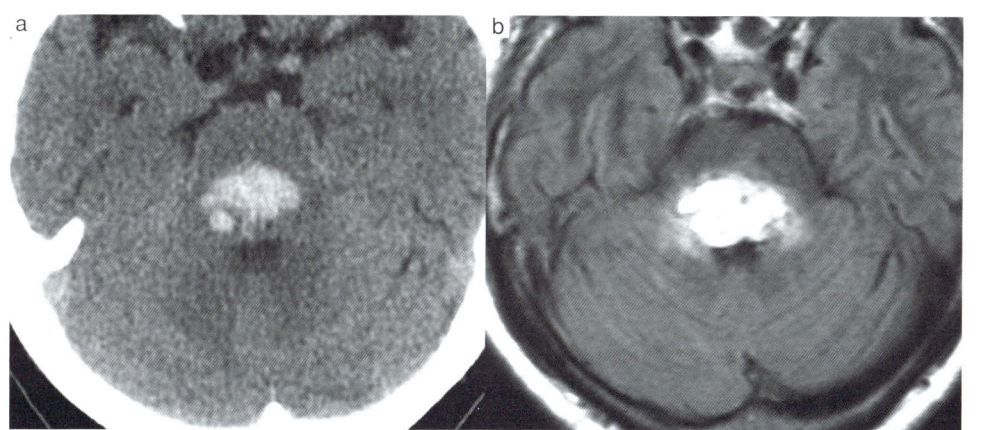

図12
橋出血
a：CT
b：MRI T1強調像
（a，bは同一症例）

が約70%，その他大脳皮質下，小脳，橋である（図11，12）．
- 原因は高血圧による穿通枝動脈，髄質動脈の破綻による．しかし，若年発症例や皮質下出血，くも膜下出血を伴う場合は他の原因による出血の可能性があり，原因検索のためのMRAや血管撮影が必要である．

くも膜下出血
Subarachnoid hemorrhage

＜診断上のポイント＞
1　画像所見の要点
　CT
- くも膜下出血の診断にはCT検査が必須で，MRIでは診断困難である．急性期くも膜下出血のCT所見は鞍上槽，迂回槽，シルビウス裂や脳表くも膜下腔に出血による高吸収域がみられる（図13a）．
- くも膜下出血発症後の時期によって，CT所見は異なり，初期には高吸収域であるが，その後の経過により等吸収域から低吸収域へと変化し，診断が困難になることがある．発症2日以内であれば通常100%診断可能である．くも膜下出血1週後では高吸収域は，約50%に減少するため診断困難例もある．
- CT上のくも膜下出血の分布と動脈瘤の部位との強い相関はない．

2　その他の要点
- くも膜下出血後3日～14日ごろに脳血管攣縮を生じ，脳梗塞を合併することがある．また，

19

■ 総論

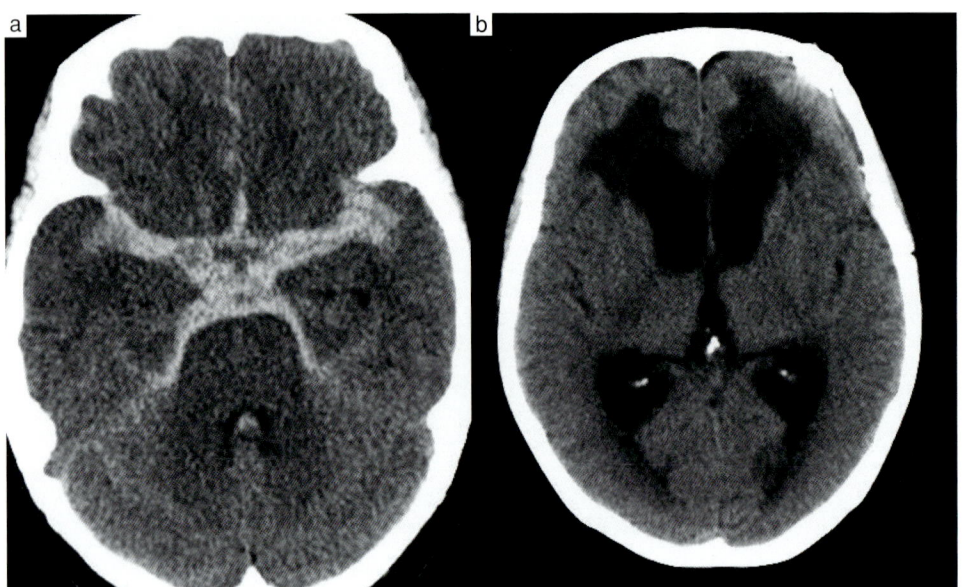

図13
a：CT, 急性期くも膜下出血
b：CT, a図と同一症例の2ヵ月後, くも膜下出血後水頭症

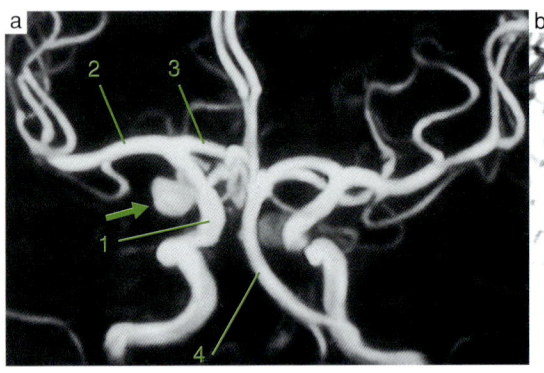
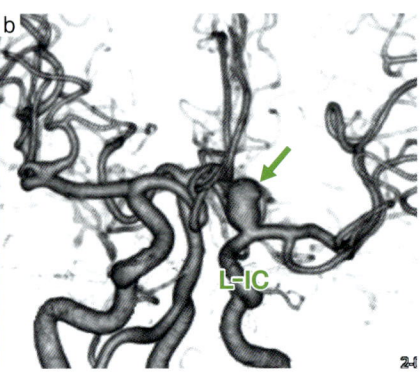

図14　脳動脈瘤
a：MR血管撮影（MRA）：右内頸動脈瘤（➡）
b：3D-CTA：左内頸動脈瘤（➡）

aの1は内頸動脈, 2は中大脳動脈, 3は前大脳動脈, 4は脳底動脈
bのL-ICは左内頸動脈
a, bの矢印（➡）は動脈瘤

くも膜下出血後髄液循環障害により水頭症を起こすこともある.
● くも膜下出血の原因の大部分は脳動脈瘤破裂である. その他の原因として脳動静脈奇形, モヤモヤ病, 外傷, などがある.
● 発症時の症状は, 突然の激しい頭痛, 悪心, 嘔吐, 意識障害が多い.

脳動脈瘤
Intracranial aneurysm

＜診断上のポイント＞
1　画像所見の要点
　MRI, MRA
● MRIでは, 血栓のない動脈瘤では血流が速く無信号（flow void）を呈する. 大きな動脈瘤は血流の速い部分と遅い部分や血栓の器質化などのいろいろな過程により, 不均一な信号を示す. 動脈瘤内の血栓化部分がメトヘモグロビンであればT1, T2強調像とも高信号域を示す.
● 近年, MRAの解像力の進歩により, 動脈瘤の有無の検索などについての最初の検査や未破裂脳動脈瘤のスクリーニングを目的としてMRAを行うことが多くなっている. 動脈瘤の大きさが5mm以上の例では検出感度が高いが（図14a）, 3mm以下では検出困難とされている.
　3D-CTA
● 従来, 脳動脈瘤の診断は脳血管撮影によって確定された. しかし, 動脈瘤の部位, 形態, 方向,

20

2 ■ 出血性病変

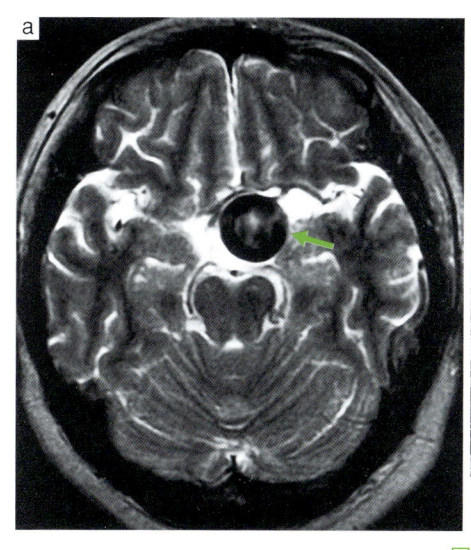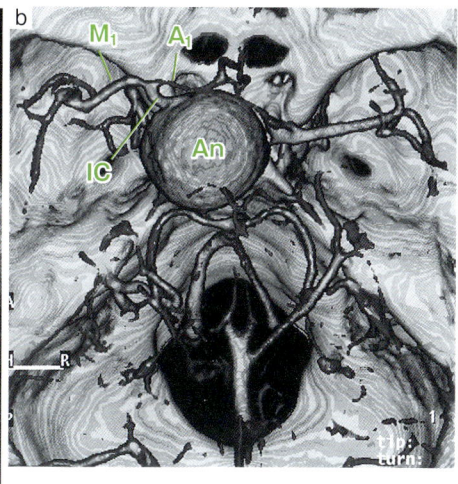

IC ：左内頸動脈
M₁：中大脳動脈
A₁：前大脳動脈
An：動脈瘤

図15 巨大脳動脈瘤
a：MRI T2強調像, b：3次元CT（3D-CTA）

　MRI T2強調像（a）では鞍上部に境界明確で, 2.8 cm大の円形陰影がみられた. 陰影はflow voidによる無信号（低信号）を示し, その内部に不均一な高信号の混在を認めた（➡）. 巨大動脈瘤の内部は, 動脈瘤内の血栓などにより一部造影欠損となっている. 各方向から撮影した3次元CT（3D-CTA）（b）により巨大動脈瘤と頭蓋底骨との関係や動脈瘤の頸部が内頸動脈にあること, 周辺動脈との位置関係が明瞭となった.

親動脈との関係などについては, 3D-CTAが脳血管撮影よりすぐれているか, 同等といわれている（図14-b）. 3 mm以下の小さな動脈瘤で脳血管撮影で診断できない例では, 3D-CTAによって描出されることがある.

2　その他の要点
- 約20%の動脈瘤は多発性にみられる. 動脈瘤の好発部位は, ウイリス動脈輪前半部の前交通動脈, 内頸動脈と中大脳動脈に約90%, 椎骨脳底動脈に約10%に発生するといわれている.
- 巨大脳動脈瘤は直径25 mm以上の動脈瘤と定義され, 全動脈瘤の3〜4%で内頸動脈に多い. 動脈瘤内に壁在血栓, 石灰化をしばしば伴う（図15）. 動眼神経麻痺, 視力低下などの脳神経圧迫症状で発症することが多い.

解離性動脈瘤
Dissecting aneurysm

＜診断上のポイント＞
1　画像所見
MRI
- MRIがCTより有用性が高い. 解離性動脈瘤の診断は, 動脈瘤の偽腔や隔壁の同定によってなされるが, 偽腔は血栓化されても必ずしも描出されるとは限らない. 偽腔内血栓の信号は, 発症からの時期によって変化する.
- 偽腔内血栓は, 亜急性期〜慢性期初期にはT1強調像で高信号を示す. 偽腔内の壁内血腫による高信号により壁を広げ, flow void（無信号）の真腔を狭小化する. T2強調像で隔壁が観察されることがある（図16）.
- 慢性期の追跡MRIでは, flow void signの拡大や真腔, 偽腔, 隔壁が明らかになることもある（double lumen sign）（図16）.
- 増強MRIでは, 血管壁, 隔壁に線状の増強効果を認めることがある.

2　その他の要点
- 確定診断は脳血管撮影による. 血管撮影では, ①血管内腔の狭窄と拡張部分を示すpearl and string sign, ②偽腔と真腔を示すdouble shadow, ③血管の完全閉塞などの所見を示す.
- 40〜50歳代の比較的若年に好発する.
- 初発症状はくも膜下出血か, または小脳, 脳幹

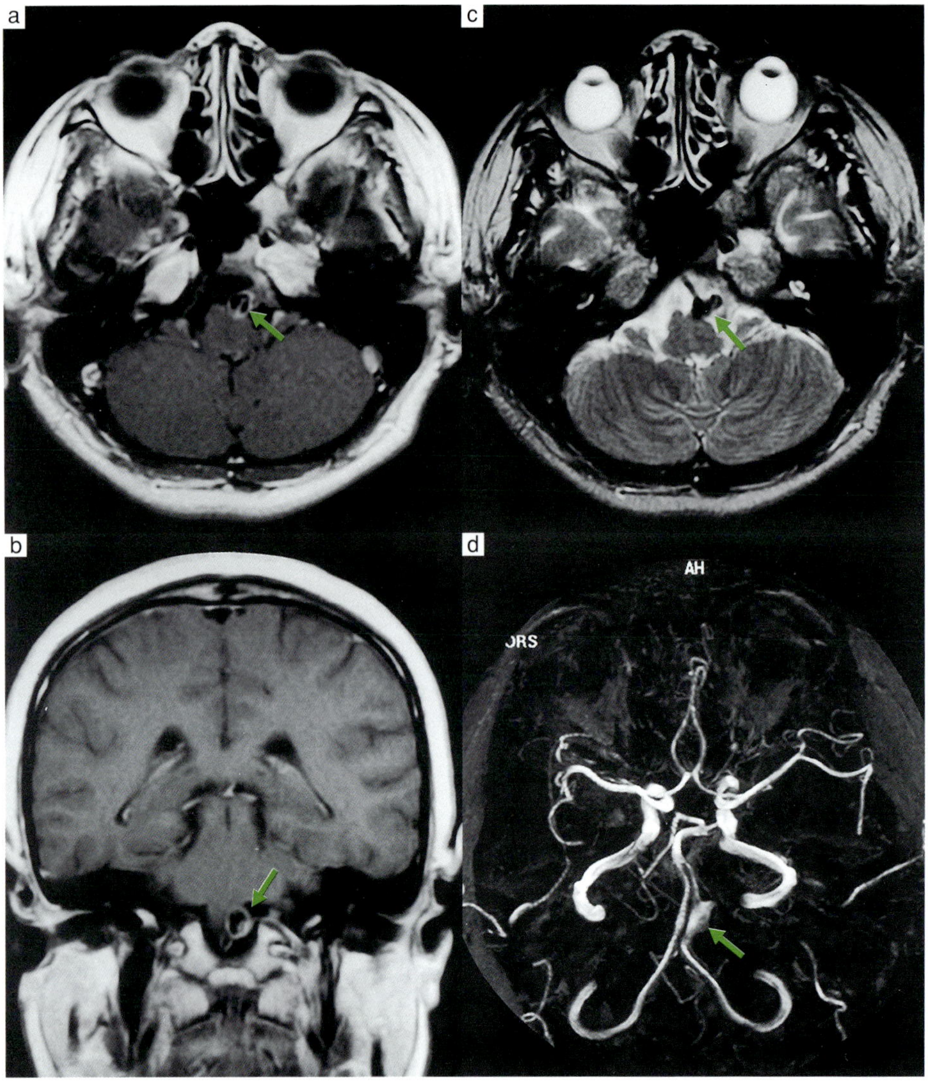

■ 総論

図16
解離性脳動脈瘤
a：MRI T1強調造影像
b：MRI T1強調造影像
c：MRI T2強調像
d：MRA

写真は1年以上経過した上記の同一症例のMRIである．

aのT1強調造影像では，延髄前方に隔壁によって真腔と偽腔に分離された解離性椎骨動脈瘤が認められる（➡）．真腔と偽腔はいずれもflow void（無信号）により低信号を示す．隔壁は線状の増強効果を示し，動脈および動脈瘤壁は増強効果を認める（➡）．

bもT1強調造影像（前額断面）であるが，動脈瘤の偽腔の一部が造影増強されている（➡）．

cのT2強調像でも延髄前方にflow voidによる低信号像を示している（➡）．

dのMRAでは，左椎骨動脈に解離性脳動脈瘤（➡）を示す．

部梗塞（Wallenberg症候群）で発症する．
● 好発部位は，椎骨動脈の硬膜貫通部，内頸動脈起始部から内頸動脈管内に好発する．

脳動静脈奇形
Arteriovenous malformation：AVM

＜診断上のポイント＞
1 画像所見の要点
MRI
● 脳動静脈奇形は，異常血管塊（nidus：ナイダス）とその流入動脈と流出静脈からなる．CTよりMRIのほうが診断能が高い．
● MRIでは，ナイダス，流入動脈，流出静脈のいずれも流速が速いため，一般に無信号（flow void）となりT1，T2強調像ともに低信号を示す．ナイダスはT1，T2強調像で蜂の巣状の形をした無信号域を示すことが多い（図17a,b）．
● また，動静脈奇形内の血栓形成などのため血流の遅い血管は高信号を示し，低信号のなかに混在する．

CT
● 単純CTでは，不均一で不整な高吸収域と低吸収域の混在，または高吸収域としてみられることが多い．高吸収域は異常血管や石灰化により，低吸収域は付随する虚血巣，グリオーシス，浮腫，陳旧性出血などによって起こる．

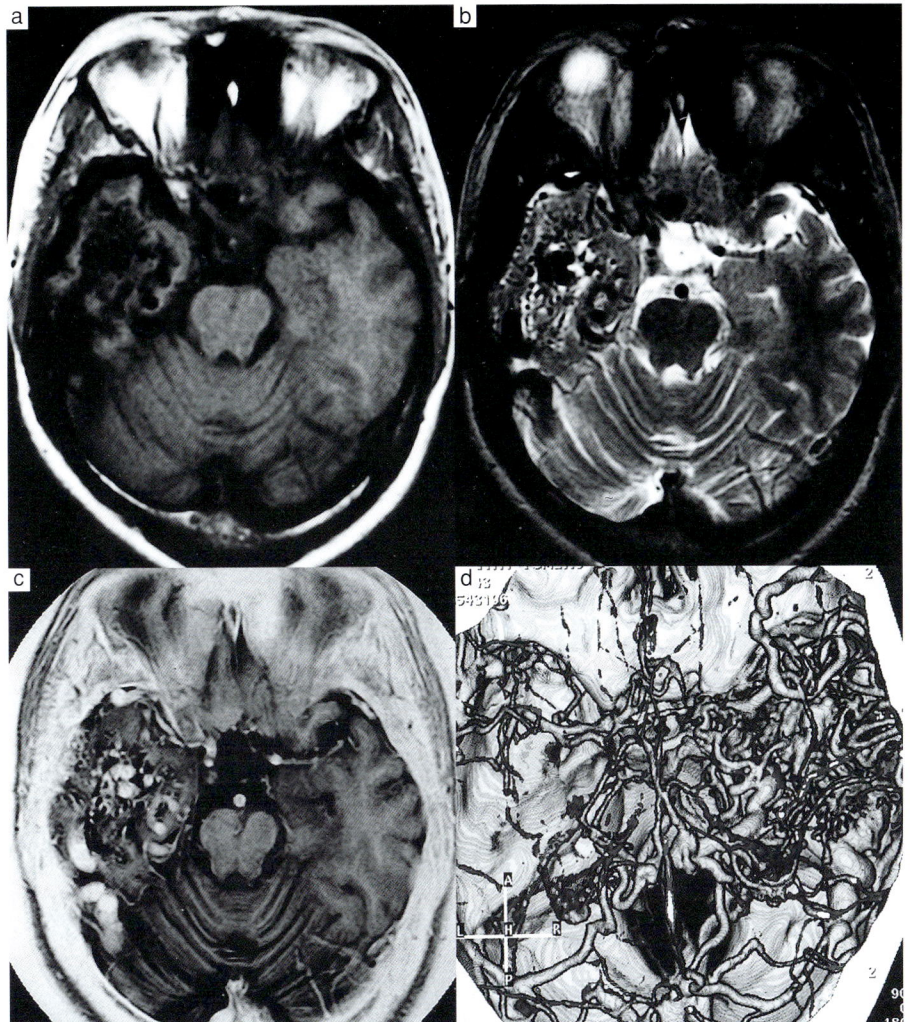

図17
脳動静脈奇形(同一症例)
a：MRI T1強調像
b：MRI T2強調像
c：MRI T1強調脳槽造影
d：3D-CTA

aのT1強調像では，右側頭葉にナイダス部は小さな低信号域が集簇し，流出静脈，流入動脈により棒状，管状の低信号（無信号）を伴う．

bのT2強調像ではナイダス部が同様に多数の低信号域が集簇してみられ，一部高信号域を混在する．流出，流入血管による無信号像を合併する．

cのT1強調脳槽造影では，ナイダス部による低信号の集簇と流入，流出血管は血流速度などにより低〜高信号を示す．

dの3D-CTAでは脳動静脈奇形の全体像とその局在が頭蓋底骨との関係で理解できる．右側頭葉の広範囲にナイダスおよび流入，流出血管が混在してみられる．

- 血管壁在血栓や周囲グリオーシス内の石灰化は，CT上点状，線状，曲線状や不規則な高吸収域としてみられる．
- 造影CTはナイダス，流出静脈が著明に増強され，不均一で境界不規則な高吸収域を示す．流出静脈は蛇行した管状陰影としてみられる．
- 3D-CTAでは，造影増強されたナイダス，流入動脈，流出静脈が混在した陰影としてみられ，その形態的特徴から動静脈奇形の診断は可能であり，その局在，大きさの判断をするのに参考となる（図17d）．

2 その他の要点

- 脳動静脈奇形の発生機転は，胎生期の脳血管の発生過程で正常毛細血管が形成されず，動脈，静脈でもない異常な血管塊（ナイダス）により動静脈が吻合して発生する．拡張した流入動脈と流出静脈が動静脈短絡を起こす．
- 発生部位は，大脳が90％，小脳，脳幹が10％．好発年齢は15〜40歳．
- 臨床症状は，動静脈奇形からの出血，またはけいれんが主であるが，その他，頭痛，一過性脳虚血発作，神経脱落症状などがある．
- MRI，MRA，3D-CTAなどでも診断可能であるが，脳血管撮影によって流入動脈，流出静脈の本数，それらの同定やナイダスとの関係，それらの循環動態が理解される．術前検査として脳血管撮影は必須である．ナイダス内に動脈瘤を合併することがある（約10％）．

■ 総論

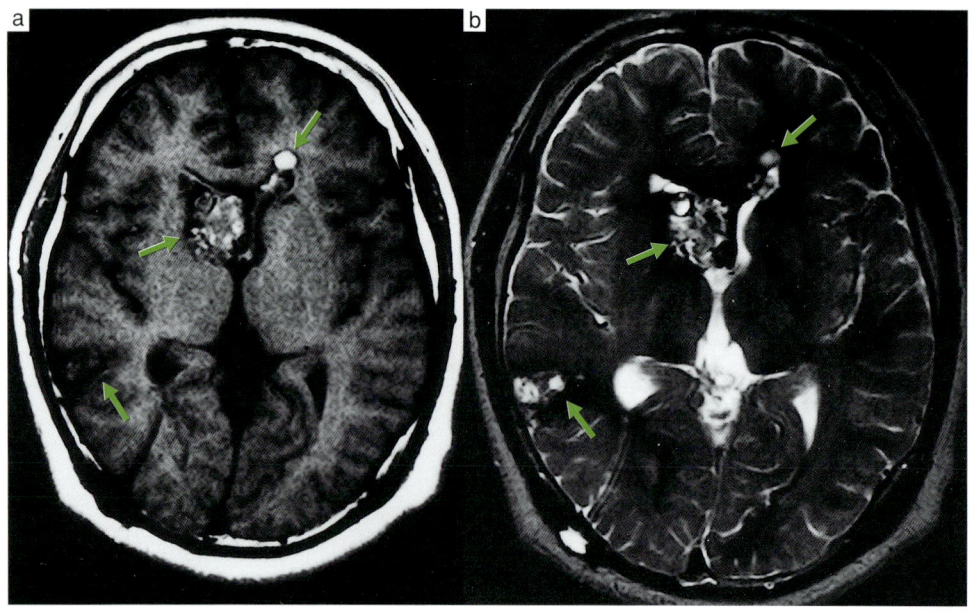

図18　海綿状血管腫
a：MRI T1強調像　b：MRI T2強調像

　MRI T1強調像（a）では，右尾状核，右側頭葉後部，左前角傍脳室部に不均一な高信号とその周辺に低信号をともなう異常陰影（➡）を示す．T2強調像（b）では，多発性に不均一な高信号と一部低信号の周辺に低信号帯を認める（➡）．

海綿状血管腫　Cavernous angioma

＜診断上のポイント＞

1　画像所見の要点

MRI

- MRIの診断能が高く，CT単独では診断不能．
- 海綿状血管腫は，内部がさまざまな時期の出血を示す不均一な信号パターンを示し，T1，T2強調像ともに高信号と低信号が混在してみられる．T2強調像で辺縁部はヘモジデリンの沈着により強い低信号帯を伴う特徴的所見を示す（図18）．周辺への圧迫所見はない．
- 造影MRIでは部分的に増強されることがある．

CT

- 単純CTでは不均一な等〜高吸収域を示す．しばしば，点状，層状の石灰化による高吸収域を伴う．
- 造影CTでは軽度の増強効果を示すことが多い．

2　その他の要点

- 海綿状血管腫の病態は，sinusoid様の血管腔が塊状になって，血管の間に脳実質が介在しない．しばしば，多発性にみられる．
- 好発部位は大脳半球皮質下，基底核，橋である．
- 臨床症状としては，けいれん，出血で発症することが多い．
- 脳血管撮影では，異常血管の検出はみられず，正常〜無血管野の所見を示す．

モヤモヤ病　Moya moya disease

＜診断上のポイント＞

1　画像所見の要点

MRI, MRA

- MRAではウイリス輪の内頸動脈分岐のフォーク部の無信号が，動脈の狭窄により細いか，または閉塞により消失している（図19c）．
- 大脳基底核部の穿通枝によるモヤモヤ血管が篩状の無信号（低信号）として認められる（図19a）．

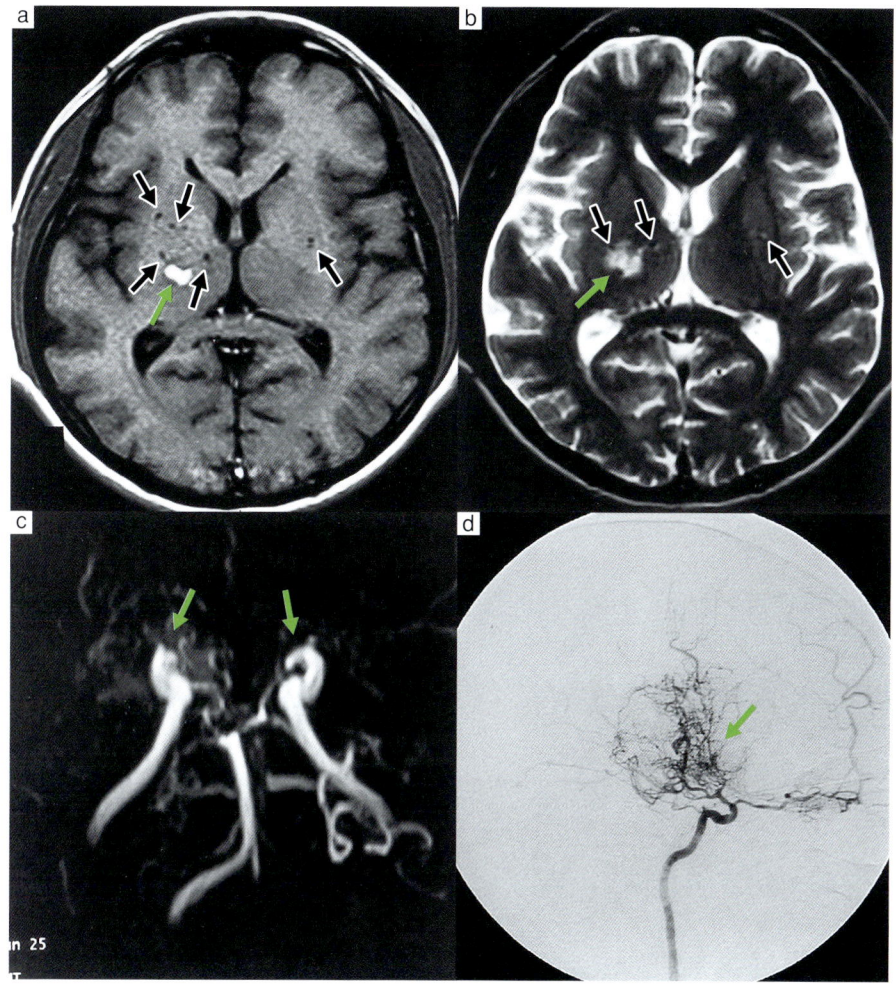

図19
モヤモヤ病の画像
a：MRI T1強調像
b：MRI T2強調像
c：MRA
d：脳血管撮影

本例の MRI T1, T2 強調像は発症後7日めのものである．aでは両側基底核にモヤモヤ病による穿通枝血管が無信号（flow void）としてみられる（➡）．右視床に小出血による高信号を認める（➡）．

bでは，多発性穿通枝血管が無信号としてみられ（➡）．出血が高信号として描出されている（➡）．

cは，両側内頸動脈が分岐部付近で閉塞し（➡），前，中大脳動脈の本幹は描出されない．基底部に細い血管が集簇して認められる．

dでは両側内頸動脈終末部，前および中大脳動脈近位部の閉塞（狭窄）と大脳基底部に異常血管網（➡）がみられることを確認した．

- 発症は虚血型と出血型とある．虚血型は慢性期に大脳皮質に多発性脳梗塞や脳萎縮を示すことがある．出血型は傍側脳室部の脳内出血，脳室内出血，くも膜下出血などを合併し，それぞれの病態に応じた像を呈する．
- 造影 MRI では，特に小児において軟髄膜が増強され，脳溝に沿って線状の高信号（ivy sign）を示すことが特徴である．

CT
- CT より MR のほうが有用性が高いが，造影 CT もかなり有用である．
単純 CT では血管の描出はなく，脳虚血，または出血があった場合に異常として捉えられる．虚血型では脳梗塞や脳萎縮を示すことがあり，出血型では脳出血，脳室内出血を示す．
- 造影 CT ではウイリス動脈輪の描出不良，大脳基底核に多数の穿通枝によるモヤモヤ血管が造影され，多数の点状陰影としてみられる．

2　その他の要点
- モヤモヤ病の病態は，両側の内頸動脈終末部，前および中大脳動脈の近位部の狭窄，閉塞が進行性に生じるとともに種々の側副路が発達し，そのなかの脳底部の多発性拡張穿通動脈をモヤモヤ血管と呼んでいる．
- 好発年齢は5歳を中心とした小児発症例と30〜40歳の成人発症例とがある．
- 小児例は虚血型（TIA：一過性脳虚血発作，脳梗塞）が多く，成人例は頭蓋内出血で発症することが多い．

付録 脳卒中重症度の評価法 1

■意識障害の分類　JCS（Japnan Coma Scale）

Ⅰ．刺激しないでも覚醒している状態
1．だいたい意識清明だが，いまひとつはっきりしない
2．見当識障害がある
3．自分の名前，生年月日がいえない

Ⅱ．刺激すると覚醒する状態—刺激をやめると眠り込む
10．普通の呼びかけで容易に開眼する 　　　合目的的な運動（たとえば，右手を握れ，離せ）をするし， 　　　言葉も出るが間違いが多い
20．大きな声または体を揺さぶることにより開眼する 　　　簡単な命令に応ずる（たとえば離握手）
30．痛み刺激を加えつつ呼びかけを繰り返すとかろうじて開眼する

Ⅲ．刺激しても覚醒しない状態
100．痛み刺激に対し，払いのけるような動作をする
200．痛み刺激に少し手足を動かしたり，顔をしかめる
300．痛み刺激に反応しない

（太田富雄編著：意識障害の分類，Japan coma scale：JCS．脳神経外科学改訂11版．金芳堂，京都市，pp180-283，2012 より引用）

■改訂長谷川式簡易知能評価スケール
HDS-R（revised Hasegawa dementia rating scale）

No.	質問内容		配点	記入
1．	お歳はいくつですか？（2年までの誤差は正解）		0　1	
2．	今日は何年の何月何日ですか？　何曜日ですか？ （年月日，曜日が正解でそれぞれ1点ずつ）	年	0　1	
		月	0　1	
		日	0　1	
		曜日	0　1	
3．	私達が今いるところはどこですか？ （自発的に出れば2点，5秒おいて，家ですか？　病院ですか？　施設ですか？ の中から正しい選択をすれば1点）		0　1　2	
4．	これから言う3つの言葉を言ってみてください．あとでまた聞きますので よく覚えておいてください． （以下の系列のいずれか1つで，採用した系列に○印しをつけておく．） 　1：a）桜　b）猫　c）電車　2：a）梅　b）犬　c）自動車		0　1 0　1 0　1	
5．	100から7を順番に引いてください． （100-7は？　それからまた7を引くと？　と質問する． 最初の答が不正解の場合，打ち切る．）	（93）	0　1	
		（86）	0　1	
6．	私がこれから言う言葉をもう一度言ってみてください．（6-8-2，3-5-2-9） （3桁逆唱に失敗したら打ち切る．）	2-8-6	0　1	
		9-2-5-3	0　1	
7．	先ほど覚えてもらった言葉をもう一度言ってみてください． （自発的に回答があれば各2点，もし回答がない場合，以下のヒントを与え 正解であれば1点． 　a）植物　b）動物　c）乗り物）		a：0　1　2 b：0　1　2 c：0　1　2	
8．	これから5つの品物を見せます．それを隠しますので何があったか言ってください． （時計，鍵，タバコ，ペン，硬貨など必ず相互に無関係なもの．）		0　1　2 3　4　5	
9．	知っている野菜の名前をできるだけ多く言ってください． （答えた野菜の名前を右欄に記入する．途中で詰まり， 約10秒待ってもでない場合にはそこで打ち切る．） 5個までは0点，6個＝1点，7個＝2点， 8個＝3点，9個＝4点，10個＝5点		0　1　2 3　4　5	

（加藤伸司，下垣　光，小野寺敦志，他：改訂長谷川式簡易知能評価スケール（HDS-R）の作成．老年精神医学雑誌2（11）：1339-1347，1991より引用）

認知症のスクリーニングを目的とした検査として日本で広く用いられている．検査法は，見当識，単語の復唱，計算，単語の遅延再生，記憶想起，言葉の流暢性などの9項目の設問で構成され，30点満点で評価される．20点以下を認知症の疑いとしている．

● 付　録

■ミニメンタルステート検査　MMSE（Mini-Mental State Examination）

評価される領域	採点
［見当識］	
・年，月，日付，曜日，季節：	5点
・地方，県，市，病院，病棟（病室）：	5点
［記銘（記憶）］	
・検者は3つの物品の名前を言う（たとえば，レモン・カギ・ボール）： 　患者は3つの物品の名前を繰り返すように求められる．	3点
［注意］	
・100から7を引き，その答えから7を引くことを続ける： 　5試行で止める：100，93，86，79，72，65（もし間違えたら，正解としない） ・連続の減算ができないときの代替案： 　WORLDという単語の綴りを逆から言う（DLROW） どちらかの課題で成績がよいほうを点数とする．	5点
［再生（記憶）］	
・先ほど学習した3つの物品の名前を尋ねる：	3点
［言語］	
・鉛筆と時計の呼称：	2点
・復唱「No ifs, ands, or buts」：	1点
・3段階の指示を与える．各段階に対して1点ずつ点数を与える： 　（たとえば，「この紙を右手で受け取って，半分に折ってから， 　　隣の椅子の上に置いてください」）	3点
・紙に書かれた指示を読み，それに従って行動するように求める： 　「目を閉じなさい」と記載されている．	1点
・患者に文を書くように求める： 　文に意味があり，主語と動詞があれば点数を与える．	1点
［描画］	
・患者に重なり合った五角形の模写を求める（図6.1）：	1点
	合計点数　30点

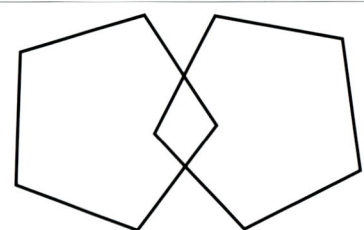

（John R. Hodge 著・森　悦朗監訳：臨床家のための高次脳機能のみかた．新興医学出版社，東京，p162，2011より引用）

　アメリカの精神科医フォルスタインによって作成され，国際的にもっとも広く使用されている認知機能評価法である．見当識，記銘，注意と計算，想起，言語，図形模写などの認知機能をみる質問式の検査である．11の設問からなり，30点満点で，得点が低いほど認知機能障害が強く，23点以下は認知症が疑われる．

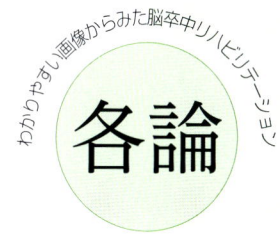

わかりやすい画像からみた脳卒中リハビリテーション

各論

● 各論

1 被殻出血

症例 1　62歳，男性．右被殻出血

搬送の仕事途中に，突然左不全片麻痺が出現したため救急入院．入院時，血圧 166/106 mmHg，脈拍 84/分，意識清明，神経学的には左不全片麻痺（上下肢とも MMT〔manual muscle testing：徒手筋力テスト〕3/5），左半身の感覚障害，軽度の構音障害を認めた．既往歴：高血圧，心肥大．

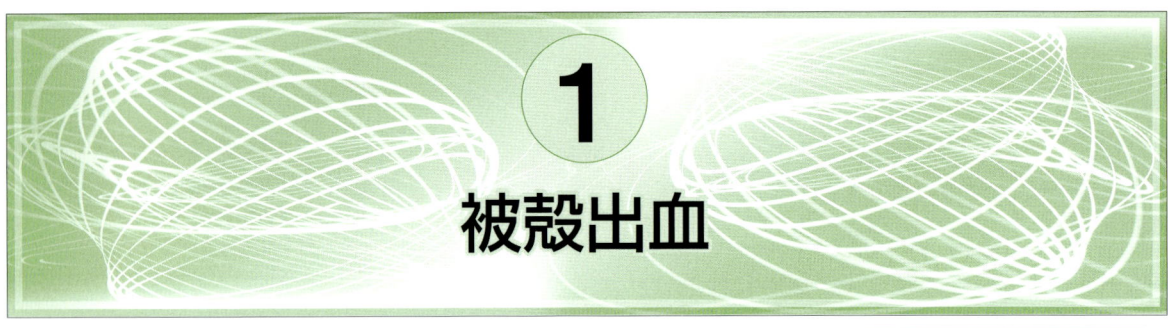

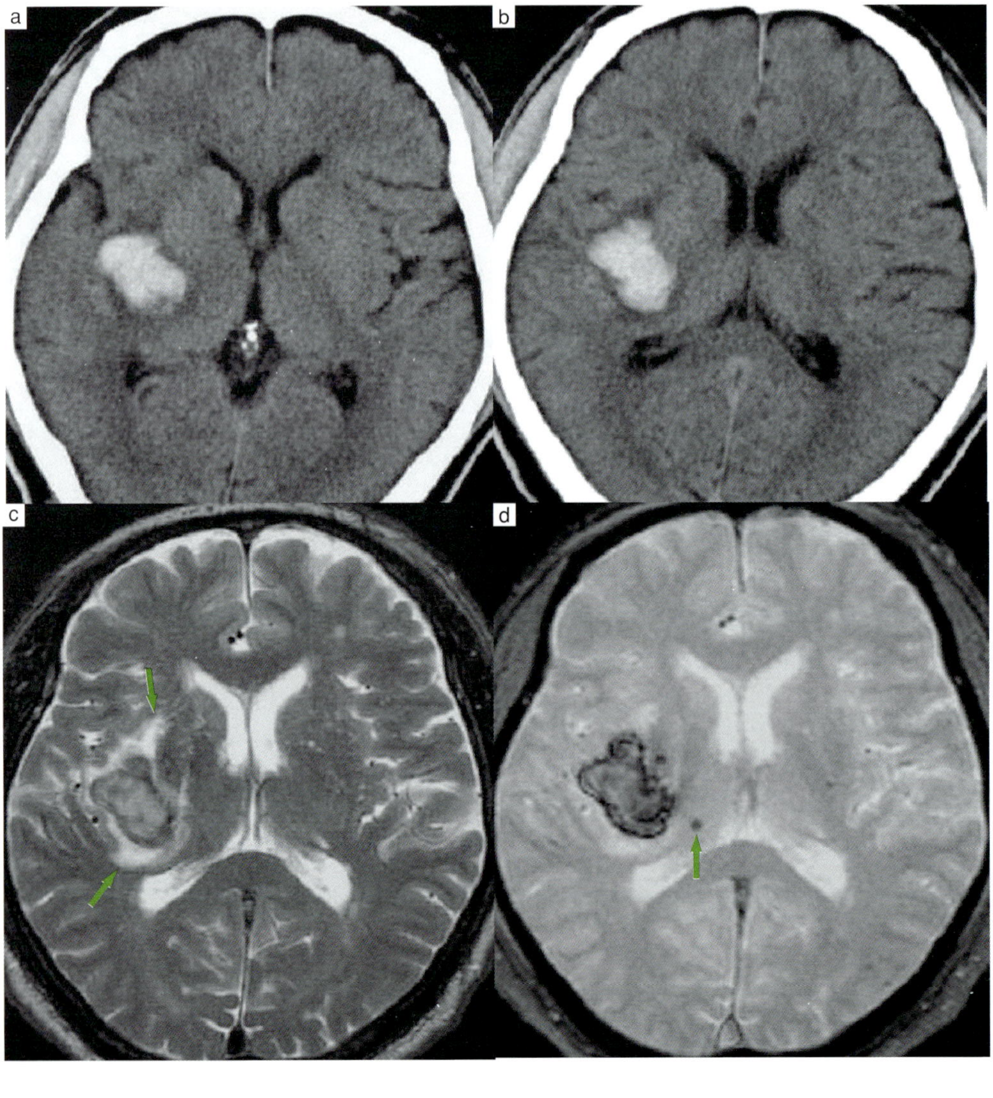

図 1
a, b：入院時（入院 2 日目）頭部 CT
c：MRI T2 強調像
d：MRI T2* 強調像

　a，b では右被殻から一部内包後脚と外側シルビウス裂方向へ進展する血腫を認めた．血腫はほぼ均一な高吸収域を示し，周辺に血腫の圧迫による浮腫の低吸収域を示した．血腫の大きさは 28×18.4×40 mm，血腫量は 10.3 mL であった．正中構造の変位はない．
　c の MR（入院 8 日目）T2 強調像では，血腫はやや高～等信号像を示した．血腫の周辺に浮腫（➡）による高信号像を示す．
　d の T2* 強調像では，出血部分が低信号像として描出され，CT では確認できなかった microbleed（微小出血所見➡）が右視床付近に認められた．

30

急性期の病状・リハビリテーションの経過

入院後血腫はやや増大したため，入院2日後より片麻痺は増悪し，上下肢ともにMMT 1/5となった．

降圧剤による血圧のコントロール，脳浮腫に対する脳圧下降剤の投与とリハビリを中心とした保存的治療を行った．

入院6日目からリハビリを開始した．リハビリ開始時の評価では，左片麻痺のBrunnstrom stage（片麻痺評価法，Ⅰ〜Ⅵ）は上肢がⅡ，手指Ⅰ，下肢はⅢであった．基本動作は起き上がり，坐位は見守りレベルで，立ち上がり，立位は一部介助であった．左半身の表在感覚，深部感覚はともに障害を認めたが，明らかな言語障害はなかった．リハビリは，6回/週，40〜60分/回施行した．

転院時は，左片麻痺のBrunnstrom stageは手指がⅡに改善したが，上下肢は変わらなかった．歩行は，4点杖により軽介助で可能となった．しかし，足関節の背屈困難と膝関節の支持性不良がありロッキングを認めたため，AFO（ankle foot orthosis：短下肢装具）の着用を行った．

回復期リハビリテーション

＜理学・作業療法＞

1 入院時（発症後21日目）の評価

Brunnstrom stageは左上肢Ⅱ，手指Ⅱ，下肢Ⅲ．可動域制限はなし．左半身の感覚鈍麻，異常感覚を認めた．基本動作はベッド上動作自立．坐位保持自立．立位保持は監視レベルであった．AFO着用とT字杖使用により軽介助で歩行可能であった．ADL（activities of daily living：日常生活動作）面では，食事，整容は自立．トイレ動作は見守り，更衣動作は介助レベル，ベッド・車いす間の移乗は手すりを使用して監視．移動は車いすで自立，FIM（functional independence measure：機能的自立度評価法）は88/126点であった．

2 リハビリテーションの治療目標・計画

- PT（physical therapist/therapy：理学療法）として下肢・体幹筋群のROM（range of motion：関節可動域）訓練，神経筋促通訓練，装具着用のもと歩行訓練を行う．
- OT（occupational therapist/therapy：作業療法）として上肢機能の改善，巧緻動作訓練，ADLの向上をめざして行う．

3 リハビリテーションの治療経過（図2）

1週：移乗・トイレ動作は自立レベルに達し，2週目には自室での更衣動作が自立に至る．

1ヵ月：Brunnstrom stageは，上肢Ⅱ〜Ⅲ，手指Ⅲ，下肢Ⅳに改善した．膝関節屈曲位での足関節自動運動が可能となり，随意性の向上を認めた．装具着用でのFBS（functional balance scale：機能的バランス指標）は45/56点となり，病棟内歩行がフリーとなった．10m歩行速度は11.3秒であった．

3ヵ月：Brunnstrom stageは上肢・手指Ⅲ〜Ⅳ，下肢はⅤとなり，さらに随意性の向上を認めた．装具装着下でのFBSは56/56に改善し，屋内は装具着用で独歩自立となり，屋外も杖歩行自立レベルとなった．

4ヵ月（退院時）：Brunnstrom stageは上肢・手指Ⅴ，下肢Ⅵとなり，装具を使用せず屋内，屋外ともに独歩自立．ADLはほぼ自立し，FIMは121/126点に著明改善した（図2）．

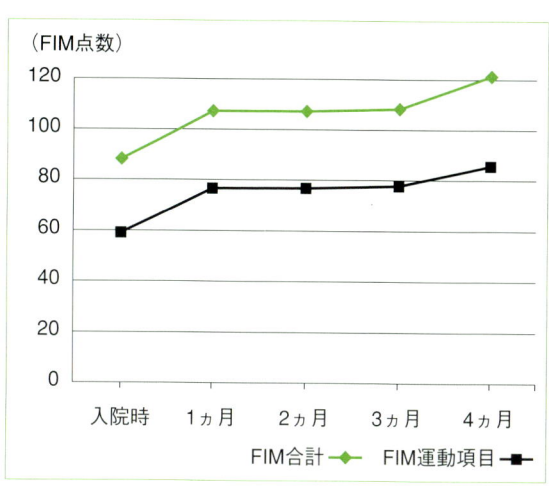

図2 回復期リハビリテーションの入院経過とFIMの推移

● 各論

症例2　41歳，女性．左被殻出血

昼食の後片づけの最中にめまいとともに，右半身麻痺を訴え救急入院．来院時，血圧 215/123 mmHg，脈拍 72/分，体温 36.3℃，SpO₂ 100%．神経学的には意識は JCS（Japan Comas-cale：日本の意識障害分類）3，右片麻痺（MMT は上肢 0/5，下肢 2/5），右半身感覚障害，構音障害，運動性失語症を認めた．既往歴：特になし．

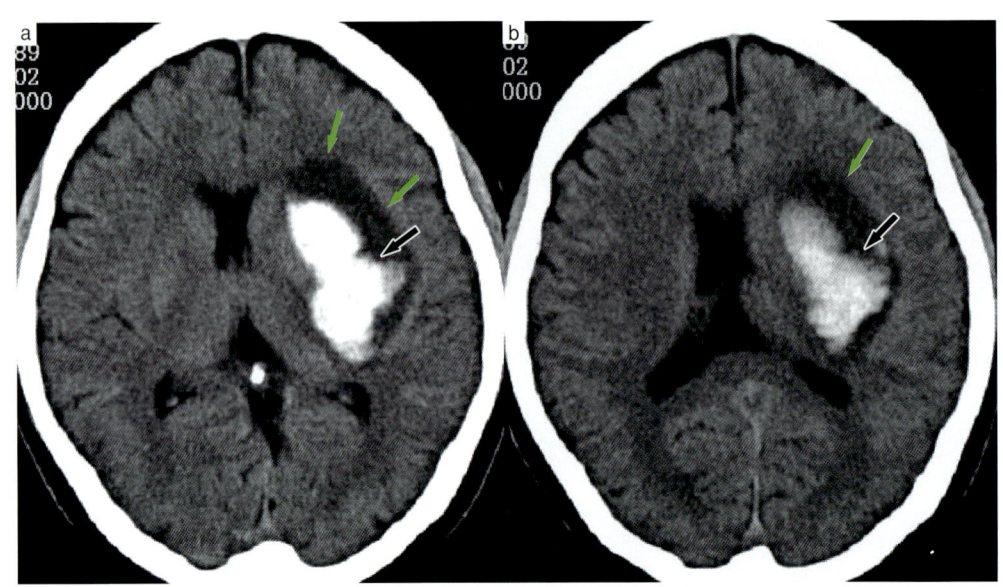

図3　a，b：頭部単純 CT（入院時）

　左被殻部を中心として基底核から内包前脚・後脚にかけてほぼ均一な高吸収域（血腫）（➡）とその周辺に低吸収域（浮腫）（➡）を認めた．血腫・浮腫の影響により一部左前頭葉への圧排・進展を認めた．血腫の辺縁は比較的スムーズで，視床下部，中脳への進展はない．血腫の大きさは 49.5×30.6×40 mm，血腫量は 30.3 mL．正中構造の変位は軽度認めたが，脳室穿破はない．MRA では，出血の原因となるような異常血管はみられなかった．

急性期の病状・リハビリテーションの経過

　意識の経過，血腫の大きさなどから手術の適応はなく，降圧剤による血圧のコントロール，脳浮腫に対する脳圧下降剤の投与とリハビリを中心とした保存的治療を行った．

　入院2日目からリハビリを開始した．リハビリ開始時の評価では，右片麻痺の Brunnstrom stage は，上肢がⅡ，手指はⅠ，下肢がⅢであった．耐久性が低く坐位以外は介助が必要であった．リハビリのプログラムとしては，筋力増強訓練，片麻痺機能訓練，基本動作訓練を約2週間行ったが明らかな改善は得られず，回復期リハビリ病院へ転院となった．

回復期リハビリテーション

＜理学・作業療法＞

1　入院時（発症後18日目）の評価

　Brunnstrom stage は上肢・手指ともにⅡ，下肢はⅢ（図4）．感覚は，麻痺側において深部感覚が中等度鈍麻，表在感覚は重度鈍麻．動作レベルは，ベッド上の動作は自立．立ち上がり・移乗は手すり把持で監視レベル．立位保持は軽介助レベルであった．歩行は，AFO と4点杖を用い

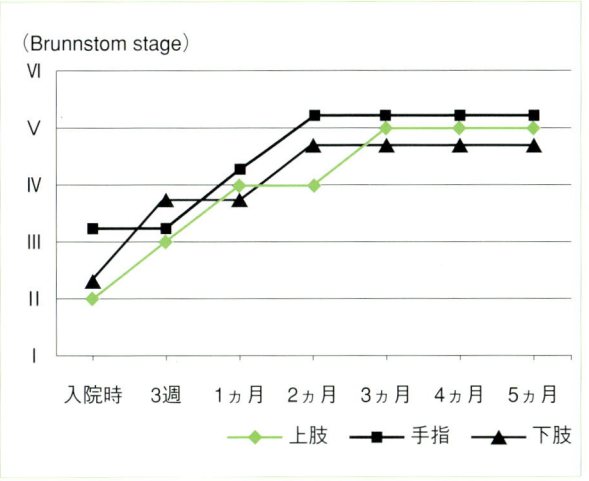

図4 回復期リハビリテーションの入院経過とBrunnstrom stageの推移

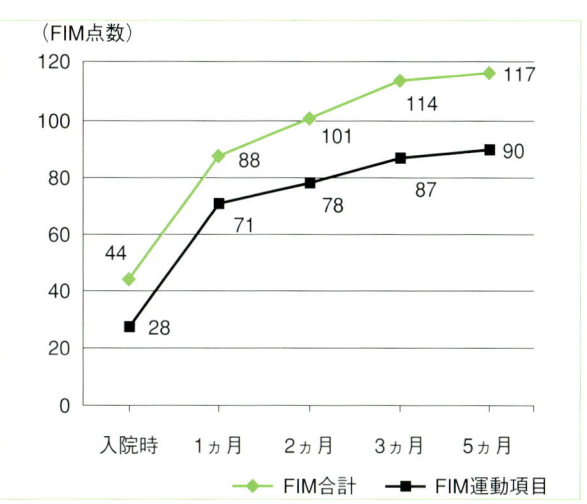

図5 回復期リハビリテーションの入院経過とFIMの推移

て軽介助で歩行可能であったが，10m程度で疲労を認めた．
ADLは，食事はセッティングのみの介助で可能．更衣は介助を要し，他のADLも一部介助を要した．排泄は尿便意の訴えもなかった．FIMは44/126点と低値であった．

2 理学・作業療法の治療目標・計画

- 右片麻痺に対し関節可動域訓練，片麻痺機能訓練を行う．非麻痺側に対し筋力増強訓練を中心に行う．
- 筋緊張亢進部位においてモビライゼーション，ストレッチングを行い，上下肢・体幹筋群の神経筋促通を図る．
- 上肢機能の向上・ADLの向上を図るため，バランス訓練，上肢機能訓練，巧緻動作訓練，ADL訓練を行う．
- 立位で荷重感覚促通を図りながら，麻痺側下肢にはAFO装着のもと歩行訓練を行い，ADL向上を図る．
- 主婦であることから退院後の家事動作，買物などの応用動作を行う．

3 リハビリテーションの治療経過（図4，5）

1ヵ月：リハビリ開始から1週後では，AFO装着下で4点杖歩行で監視レベルとなった．3週後のBrunnstrom stageは，上肢・手指Ⅲ，下肢はⅣに改善した．AFO装着による10m最大努力歩行速度（以下，10m歩行速度）は18秒であった．入院時から3週間後まではADLの介助量が大きく，1ヵ月後には尿・便意がわかるようになったことからトイレ誘導を実施した．下衣の上げ下げは介助を要した．

2～3ヵ月：2ヵ月後には10m歩行速度は10秒に短縮し，3ヵ月後には9秒となり，歩行のスピード・安定性が向上した．さらに上肢・手指の機能改善がみられ，Brunnstrom stageは，上肢Ⅳ，手指Ⅴとなった．手指機能はつまみも可能となった．トイレ動作は自立し，徐々にADLの介助量は軽減した．3ヵ月後の身体機能面では随意性の改善がみられ，上下肢・手指のBrunnstrom stageはともにⅤに改善した（図4）．深部感覚は軽度鈍麻，表在感覚は中等度鈍麻に改善した．歩行時麻痺側立脚期に反張膝を認めたため，歩行時膝の過伸展予防のためCBブレースを処方した．つまみ・箸操作も良好となり，入浴動作やすべてのADLは自立レベルとなった．

5ヵ月（退院時）：麻痺側に軽度感覚麻痺が残るものの屋内外のADLは自立となった．退院に向けての準備として調理訓練を実施した．調理の工程・手順などは誤りなく可能となった．握力は右12.7kg，左26.4kgで，STEF（simple test for evaluating hand function：簡易上肢機能テスト）は左100点に対し右94点となった．FIMもリハビリ開始時期の44/126点から，退院時117/126点にまで向上した（図5）．しかし，

●各論

書字は右手では不能で，左手を使用していた．
＜言語療法＞
1　入院時の評価
　リハビリ開始時，主な言語症状として喚語困難・錯語（音韻性・語性）・ジャルゴンを認めた．理解面では，聴覚的理解の低下を認め，3文節程度であれば理解可能であった．表出面では錯語が多く，自発話による伝達性が低下していた．
2　言語療法の治療目標・計画
● リハビリ介入当初は，院内コミュニケーションの安定を目標に呼称・動作説明・yes/no の判断・3文節復唱を行った．
3　言語療法の治療経過（図6）
　入院時の SLTA（standard language test of aphasia：標準失語症検査）：聴覚的理解では，単語レベルでは比較的良好だが，短文レベルで低下を示し，口頭命令など情報量が増加する場合では著明な低下を認めた．発話面では顕著な喚語困難を認め，「鉛筆」を「ほん」，「こま」を「とまち」などと呼ぶ錯語や新造語が頻出し，刺激を復唱するも意味理解につながらなかった．書字では書き取り，書称ともに漢字仮名にかかわらず困難を示した．
　3ヵ月：初期と比較し聴覚的理解では，短文・口頭命令ともに著明に向上し，軽度障害までに改善した．呼称では，錯語が若干認められるものの喚語能力は向上しており，短文での伝達能力は高まった．書字能力は，不完全ながらも短文での伝達能力が改善された（図6）．
　5ヵ月：言語療法として小学5年生レベルの長文読解・2コマ漫画の説明と宿題として漢字模写・書字作文を実施した．理解面においては，日常会話レベルでほぼ支障がない状態にまで改善．表出面では語性錯語・錯文法が認められたが，発話全体の不自然さを若干認める程度に改善した．

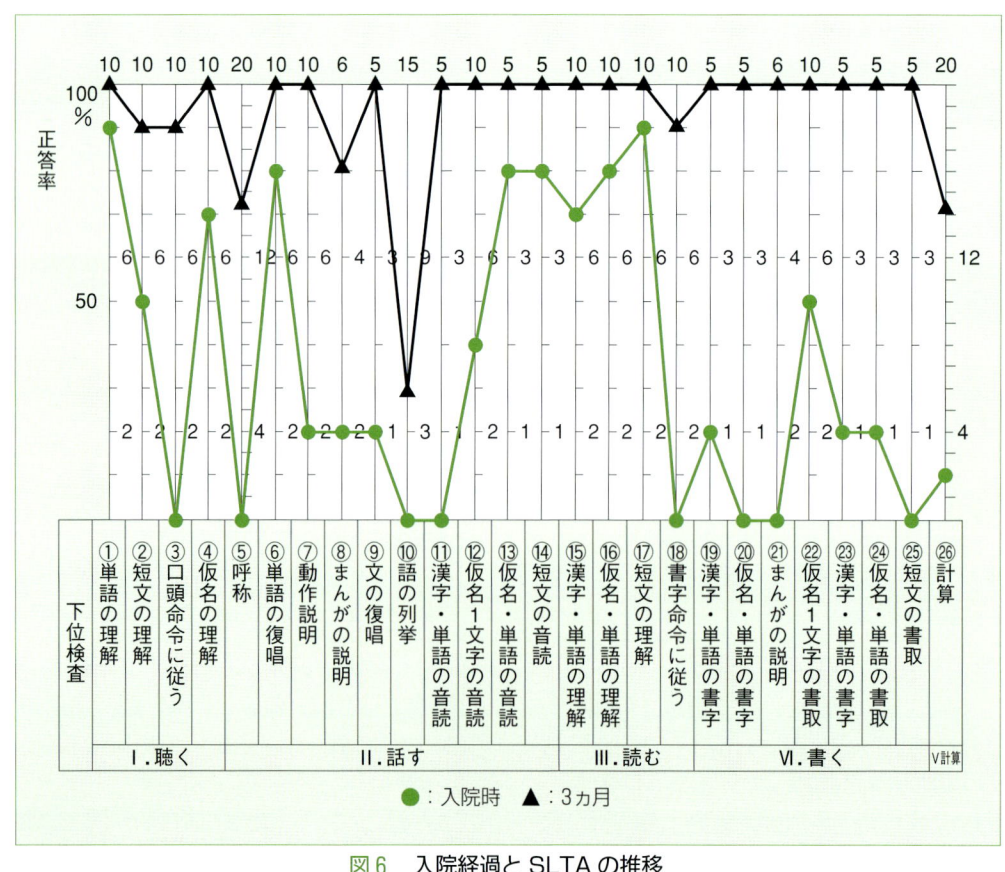

図6　入院経過と SLTA の推移

解説

被殻出血の典型的な症候として，Fisher ら[1]は弛緩性片麻痺，半身感覚障害，同名半盲，病巣側への水平性共同偏視，高次脳機能障害を挙げている[1]．これらは被殻周辺の神経路への影響によるものである．血腫が優位半球の前頭葉・側頭葉方向へ進展すれば各種失語症を呈し，劣位半球の頭頂葉方向へ進展すれば半側空間無視，構成失行，着衣失効，病態失認を示す．

被殻出血のCTによる重症度判定は，基本的には①血腫の内包への進展，②血腫が優位半球側かどうか，③血腫量の増加，④血腫の脳幹方向への進展，⑤脳室内出血などの有無・程度が意識レベルの低下や生命予後不良に関与する．被殻出血の治療は，基本的に血圧のコントロールと脳浮腫に対する脳圧下降剤を使用し，急性期よりリハビリテーションを中心とした保存的治療を行う．手術適応に関しては，神経学的所見が中等症，血腫量が31 mL以上で，かつ血腫による圧迫所見が高度な例では，手術を考慮してもよいとされている[2]．

症例1は，劣位半球の被殻から内包後脚と外側シルビウス裂に進展する血腫量が約10 mLの小血腫であった（図1）．神経学的には左不全片麻痺，左感覚障害，軽度の構音障害がみられた．症例2は，優位半球の内包から一部前頭葉に及ぶ被殻出血で，血腫量は約30 mLの中等度の大きさであった（図3）．神経学的には意識障害（JCS 3点），右片麻痺，右感覚障害，言語障害を認めた．両症例ともに画像上31 mL以下の血腫で，脳室内出血，脳幹への進展もなかった．症例1は基本的に予後良好と考えられる症例で，回復期リハビリテーションの入院時は，装具装着による軽介助歩行で，FIM 88/126であった．4ヵ月後の退院時では，121/126点となりADLは自立となっている．症例2は症例1に比較して，優位半球であったことと血腫量が比較的大きかったことから，発症入院時には意識障害がみられ，右片麻痺，右感覚障害，言語障害も重度で，ADL不良であった．しかし，急性期から回復期への約5ヵ月にわたる積極的リハビリテーションにより，41歳の若年例でもあったことから経過良好で，ADLは，回復期入院時のFIMが44/126点から退院時117/126点へとほぼ自立状態にまで改善した．

〔文 献〕

1) Fisher CM, Picard EH, Polak A, et al.：Acute hypertensive cerebellar hemorrhage：diagnosis and surgical treatment. J Nerv Ment Dis 140：38-57, 1965
2) 篠原幸人，小川 彰，鈴木則宏，他：Ⅲ脳出血．4. 高血圧性脳出血の手術適応．脳卒中治療ガイドライン 2009，協和企画，東京，2009

● 各論

2 視床出血

症例1 57歳，男性．左視床出血

自宅で一人暮らしのところ，右不全片麻痺と呂律障害を起こし，隣に住む友人に助けを求め救急搬入となった．入院時，血圧 220/136 mmHg，脈拍 110/分，意識 JCS 2，見当識障害，右片麻痺，右半身知覚障害，構音障害を認めた．既往歴：高血圧．

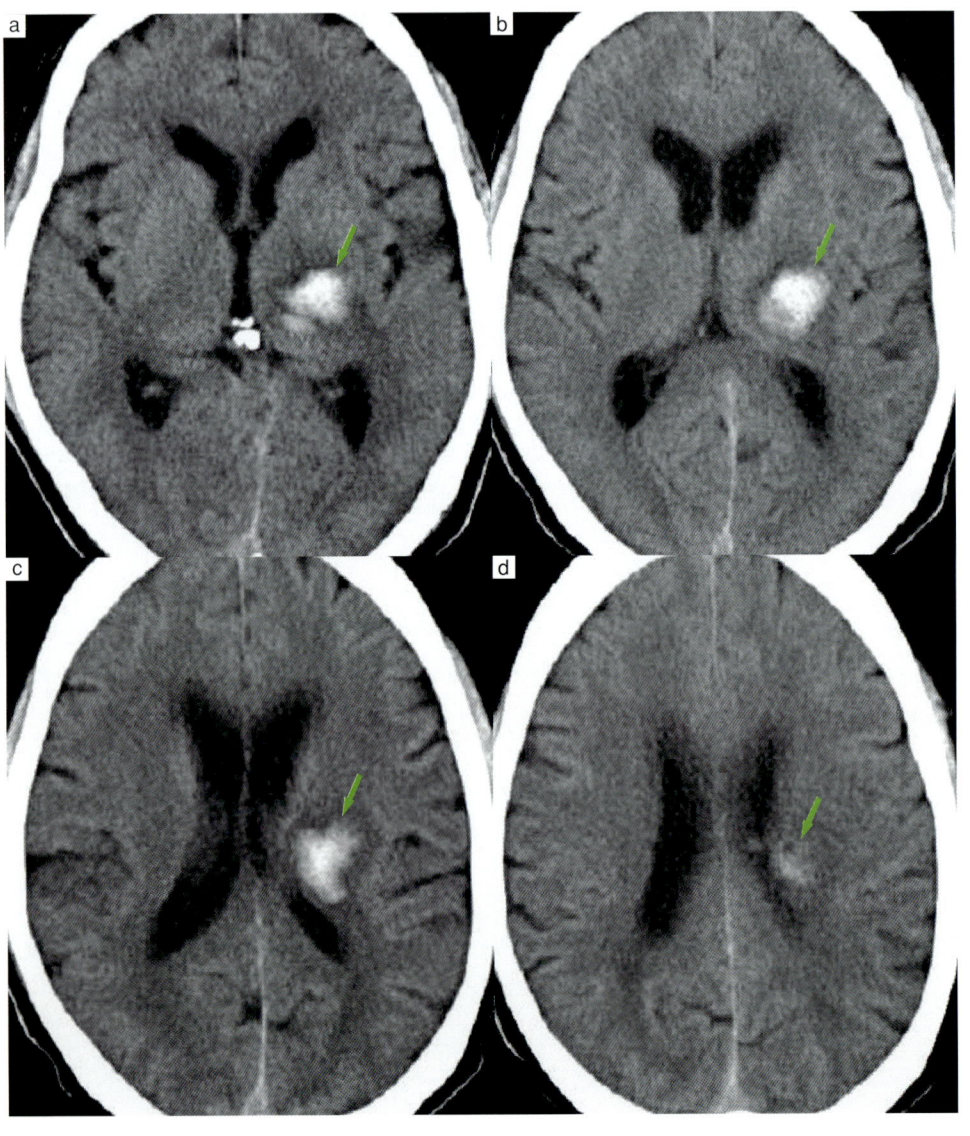

図1
a, b, c, d：
頭部単純CT（入院時）

左視床から内包後脚にかけて，血腫の大きさは 2.5×2.5×4.0 cm 大で，血腫量は 12.5 mL のほぼ均一な高吸収域の血腫を示した（➡）．血腫の周辺には浮腫と思われる低吸収域がみられた．血腫によって第3脳室および左側脳室への軽度圧排所見を認めたが，脳室内出血はない．

急性期の病状・リハビリテーションの経過

　意識の経過，血腫の部位，大きさなどから手術の適応はなく，降圧剤による血圧のコントロール，脳浮腫に対する脳圧下降剤の投与とリハビリを中心とした保存的治療を行った．

　入院3日目からリハビリを開始した．リハビリ開始時の評価では，意識ほぼ清明，右片麻痺あり，Brunnstrom stage は右上肢Ⅱ，下肢Ⅲ，手指Ⅱであった．右半身に重度の感覚障害あり，音声，発話障害として構音障害を認めた．基本動作は起居動作は一部介助，坐位保持は見守りで，立ち上がり，立位は全介助であった．リハビリはPT，OT ともに週6回，一回各40分行った．リハビリのプログラムは，関節可動域訓練，片麻痺機能訓練，基本動作，ADL 訓練を行った．歩行訓練などにより機能回復が得られ，リハビリ開始32日目の最終評価では，移乗は自立，歩行は一部介助で可能，上肢機能も徐々に向上した．右片麻痺のBrunnstrom stage は右上肢がⅣ，右下肢もⅣ，右手指はⅤに改善し，回復期リハビリ病院へ転院となった．

回復期リハビリテーション

＜理学・作業療法＞

1　入院時（発症後37日後）評価

　意識清明で高次脳機能障害はなかった．身体機能面では，Brunnstrom stage は右上肢・手指Ⅴ，下肢Ⅳであった．失調症状があり，中等度の測定障害，振戦を認め，立位・歩行動作中のバランス能力が低かった．移動歩行動作では手すり使用で自立し，階段昇降は手すりを使い介助を要した．入浴動作も介助を要した．表在・深部感覚はともに中等度の鈍麻を認め，下肢膝関節の位置感覚が鈍麻し，上肢の物品操作や巧緻動作は困難であった．入院時FIM では，運動項目72点，認知項目32点，合計104/126点であった．

2　理学・作業療法の治療目標・計画
- 右立脚相での反張膝があり，バランス能力低下，前方への荷重がうまく行えないなどの問題点が

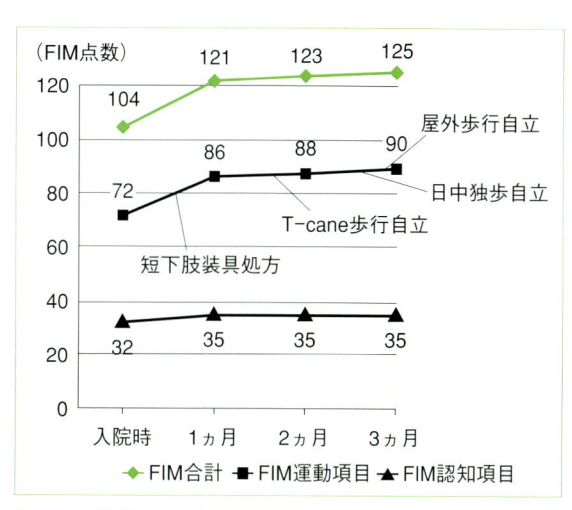

図2　回復期リハビリテーションの入院経過とFIM の推移

挙げられた．これに対し装具使用も含め立位・歩行動作のバランス能力向上に向けてアプローチした．
- OT としてトイレ動作の指導，実施を行い，病棟内歩行，立位でのADL 動作訓練を指導・実施した．上肢機能訓練は促通訓練を中心に行った．
- 屋外歩行自立を長期目標としてアプローチした．

3　リハビリテーションの治療経過（図2）

　1ヵ月：1ヵ月後では，Brunnstrom stage は上肢・手指はⅥに改善し，下肢はⅣで不変であった．しかし，FIM 運動項目は14点改善し，移乗・移動項目も7点改善した．T字杖歩行で院内フリーとなり，10m 歩行速度（装具歩行）も開始当初の10秒から8秒に改善した．感覚障害の改善がみられ，歩行時の反張膝傾向は改善された．

　2〜3ヵ月：2〜3ヵ月後になるに従い，FIM 移乗・移動項目は徐々に改善し，最終的に屋内歩行は独歩自立，屋外歩行はT字杖歩行自立となり，入院後90日で自宅退院となった（図2）．ADL は3ヵ月で入浴動作は自立に達した．入浴動作では洗体動作・またぎ動作訓練・指導を行った．上肢の促通訓練，整容・更衣での麻痺側上肢の使用や食事でのスプーン操作などの介入を行った．それらの結果として，退院時には失調が軽度残存したが，上肢操作上の動揺・揺れ・不安定さは減少し，食事でのスプーンや自助箸の使用が可能と

● 各論

なった．しかし，中等度の感覚障害残存により書字や箸操作は実用レベルには至らなかった．FIMは125/126点に改善し，独居生活を行ううえで必要な家事動作も自立となった．

> **症例2** 57歳，女性．右視床出血，脳室内出血
>
> ゴルフから帰ってきたころより突然めまい，頭痛を訴え，様子をみていたが意識レベルが低下し，左片麻痺が出現してきたので救急搬入入院となった．入院時血圧 178/98 mmHg，脈拍 93/分，神経学的には意識 JCS 10，左片麻痺（MMT 上下肢ともに 1/5），左半身知覚障害，構音障害を認めた．既往歴：高血圧．

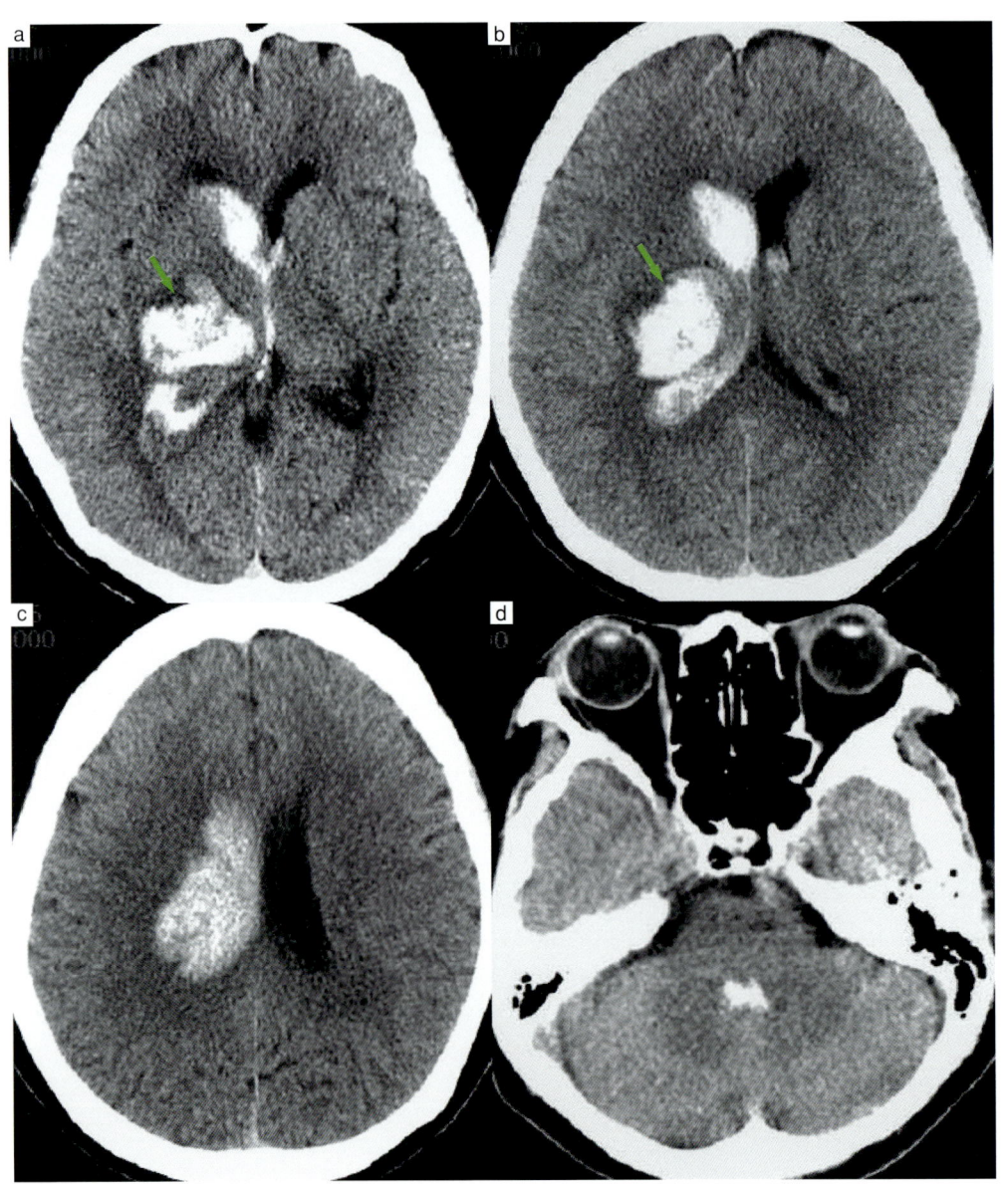

図3
a, b, c, d：頭部単純CT（入院時）

abcd では右視床から外側の内包後脚にかけて不規則な高吸収域と脳室穿破による脳室内出血を示した．脳実質内の血腫の大きさは 34.3×23.1×40 mm．脳実質内の血腫量は 15.9 mL であった（➡）．血腫の辺縁の一部には浮腫による低吸収域が認められた．脳室内出血は右側脳室の広範囲と一部の左側脳室，第3, 4脳室の広範囲に及んだ．a では正中部の第3脳室は対側へ軽度変位を認めた．

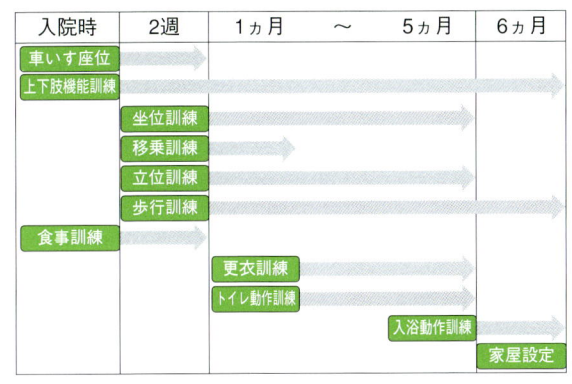

図4 回復期リハビリテーションの入院経過とリハビリ治療計画

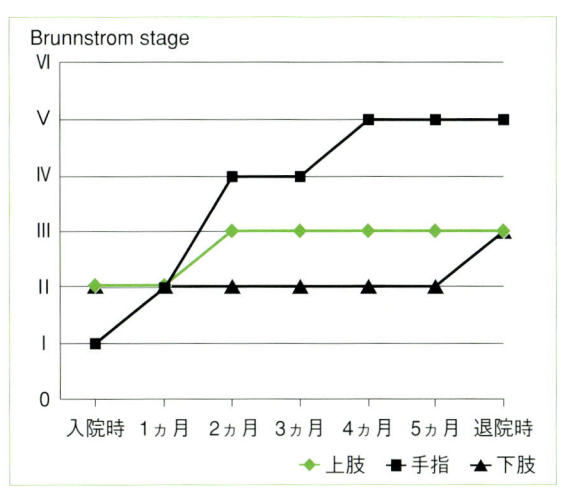

図5 回復期リハビリテーションの入院経過とBrunnstrom stageの推移

急性期の病状・リハビリテーションの経過

入院後の経過で血腫の増大なく，水頭症の合併もみられなかった．降圧剤による血圧のコントロール，脳圧降下剤などの投与とリハビリを中心とした保存的な治療を行った．

入院6日目よりリハビリを開始．リハビリ開始時の評価では，左片麻痺はBrunnstrom stageが上肢Ⅱ，手肢Ⅰ，下肢Ⅱで，弛緩性麻痺であった．左半身の感覚鈍麻（表在，深部覚），構音障害，意識障害を合併した．基本動作は，起居動作，身体支持性が低く，坐位保持は困難であった．立ち上がりおよび立位は全介助を要した．ADLは食事は一部介助であった．9日間のリハビリ後に回復期リハビリ病院へ転院となった．

回復期リハビリテーション

＜理学・作業療法＞

1　入院時（発症後15日目）の評価

意識は傾眠傾向でJCS 10であった．左片麻痺がみられ，Brunnstrom stageは上肢Ⅱ，手指Ⅰ，下肢Ⅱで弛緩性麻痺であったが，著明な可動域制限はなかった．感覚は左上下肢の表在・深部覚ともに重度鈍麻であった．ADLは全介助から中等度介助レベルで，FIMは27/126点と低値であった．HDS-R（revised Hasegawa dementia rating scale：改訂長谷川式簡易知能評価法）は18点で，著明な高次脳機能障害はなかった．抗重力伸展活動は弱く，頸部・体幹コントロール不良で，リクライニング車いすの坐位耐久性は30分程度であった．食事は介助を要し，コミュニケーションは簡単な日常会話可能レベルであった．

2　理学・作業療法の治療目標・計画（図4）

- リハビリの短期目標を離床による覚醒レベルの向上とし，まずリクライニング車いすでの離床から介入した．
- 長期目標を坐位耐久性向上によるADLの拡大，移乗介助量の軽減に設定した．
- 最終の長期目標として屋内4点杖歩行自立とし，自宅復帰に向けてアプローチした．

3　理学・作業療法の治療経過（図5, 6）

1ヵ月：リハビリ開始から1週後にはリクライニング車いす90度で食事摂取を開始し，覚醒も良くなり意識はJCS 1に改善した．2週後には普通型車いすでの食事摂取が可能となり，頸部筋緊張・抗重力伸展活動が出現している．坐位保持は20秒程度で監視レベル，立ち上がりは軽介助となった．KAFO（Knee ankle foot orthosis：長下肢装具）を使用し立位訓練を開始した．ADLの拡大と麻痺側上肢への介入を積極的に行った．4週目にはKAFOの完成により立位・歩行訓練を開始した．平行棒内歩行で麻痺側の振り出し介助が必要であったが，下肢の随意性・筋出力の向上がみられた．

● 各論

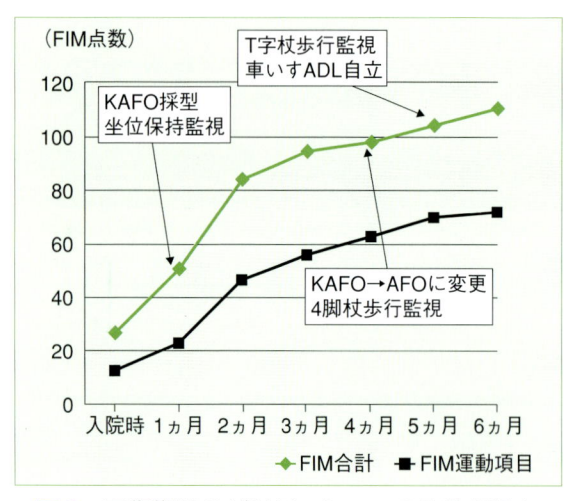

図6 回復期リハビリテーションの入院経過とFIMの推移

2～4ヵ月：2ヵ月後から麻痺側の大腿四頭筋収縮の向上がみられ，3ヵ月後では膝折れが軽減し，それに伴いトイレ動作の介助量が軽減した．坐位レベルの生活能力の向上がみられた．4ヵ月後にはKAFOのカットオフを行い，AFO装具・4点杖により監視レベルで歩行可能となった．10 m歩行は1分4秒であった（図5）．

5～6ヵ月（退院時）：5ヵ月後は車いすADL自立，病棟内移動は4点杖歩行監視となり，10 m歩行は47秒に短縮した．更衣，トイレ動作は自立した．6ヵ月後にはBrunnstrom stageは上肢Ⅲ，手指Ⅴ，下肢Ⅲで，麻痺の程度や感覚障害の大きな改善はなかったが，院内車いす駆動自立となり，FIMは118/126点に向上した（図6）．

＜言語療法＞
1　入院時（発症後15日目）の評価
　運動障害性構音障害（混合性）がみられた．下顎，口唇，舌，軟口蓋に運動障害があり，構音の歪みが発話中に顕著にみられ，さらに声量・声圧が乏しく，聞きとりづらい発話であった．発話速度は低下しており，発話明瞭度は2～3，印象度は4であった．

2　言語療法の治療計画
●問題点を発話明瞭度・発声能力の低下とし，エクササイズは自由会話，口腔器官の運動，構音訓練とした．3週後には，ブローイングを追加した．

3　言語療法の治療経過
1ヵ月：構音障害は軽度となったが，声質は無力性で，口唇，舌，軟口蓋に運動障害が残存した．発話明瞭度は2，印象度は2に改善され，発話速度も改善されたが，言葉が速くなると発話明瞭度が低下した．また，声量，声圧の低下も残存していた．プログラムに発声練習を追加すると，1週後には発話明瞭度・発声機能の改善がみられた．

2ヵ月：声質は無力性であるが，ゆっくり発話することにより改善がみられた．自由会話で時折発話明瞭度の低下がみられたが，日常生活に支障がない程度に改善した．

解説

Chungら[1]は，視床出血を視床の血管支配から4型（anterior, posteromedial, posterolateral, dorsal）と視床全体に広がるglobal型に分類し検討した．anterior型は小型血腫で行動異常が考えられるが予後良好，posteromedial型は水頭症の合併が多く中脳へ伸展し，血腫が大きくなくても予後不良，posterolateral型は大型血腫で感覚運動障害があり死亡率が高い．dorsal型は感覚運動障害はあるが予後良好，global型は重篤な感覚運動障害に加えてもっとも死亡率が高いと述べている．視床出血の重症度や予後に影響する因子として，意識障害，血腫量，脳室穿破，水頭症の合併などが重要であり，神経学的には眼症状や片麻痺が重症度に関与する[2]．視床出血の治療は，脳室内出血による水頭症を合併する場合に脳室ドレナージ（またはV-Pシャント：ventriculo-peritoneal shunt：脳室腹腔短絡術）を行うこともあるが，基本的には保存的治療を行う．

症例1は比較的視床に限局した血腫（図1）であり，脳室内出血を認めず，中脳への伸展もなかった．神経学的には意識障害を認めなかったが，右不全片麻痺と感覚障害がみられた．本例は画像からも予後良好と考えられる症例であるが，発症から約1ヵ月の経過で，片麻痺はBrunnstrom stageが上肢Ⅵ，下肢Ⅳに改善した．退院時の

FIMは104から125点までに回復し，ADL自立となった．しかし，感覚障害などのため右手の巧緻性障害は残存し，書字や箸操作は実用レベルには至らなかった．

症例2は脳室穿破により広範な脳室内出血を合併し，視床出血はやや大きく，視床外側の内包を含む進展を示した（図3）．画像からは重症，予後不良例に含まれた．神経学的にも意識障害が続き，重度の左片麻痺，感覚障害，言語障害を認めた．リハビリを中心とした保存的治療により意識障害も漸次改善，片麻痺も装具および4点杖により屋内歩行が監視レベルにまでになった．FIMも初期の27から118点にまで回復し，初期にみられた言語障害もST（speech therapist/therapy：言語聴覚療法）により日常生活に支障のない程度にまで改善した．本例は初期の画像所見からすれば重症，予後不良と考えられたが，積極的なリハビリを中心とした保存療法により比較的良好に改善したと考えられる．

〔文　献〕

1) Chung CS, Caplan LR, Han W, et al.：Thalamic hemorrhage. Brain 119：1873-1886, 1996
2) 毛利正直，濱田潤一郎：視床出血の画像診断よりみた重症度判定．日本臨牀 64（増刊号8）：401-404, 2006

● 各論

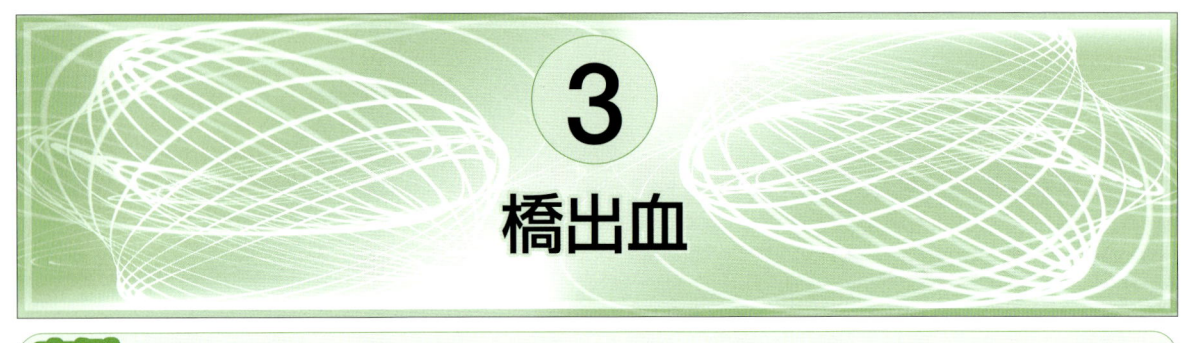

3 橋出血

> **症例** 74歳,女性.右橋出血
>
> 　買い物から帰宅後自宅で突然左顔面,左半身のしびれを訴え救急搬入入院.入院時血圧 130/58 mmHg,脈拍 81/分,神経学的には見当識障害あり,眼球は左方注視麻痺,左不全片麻痺(左上下肢ともに MMT 3/5),左上下肢協調性障害,体幹失調,構音障害あり,HDS-R は 16 点であった.
> 　既往歴:高血圧,肺塞栓症.

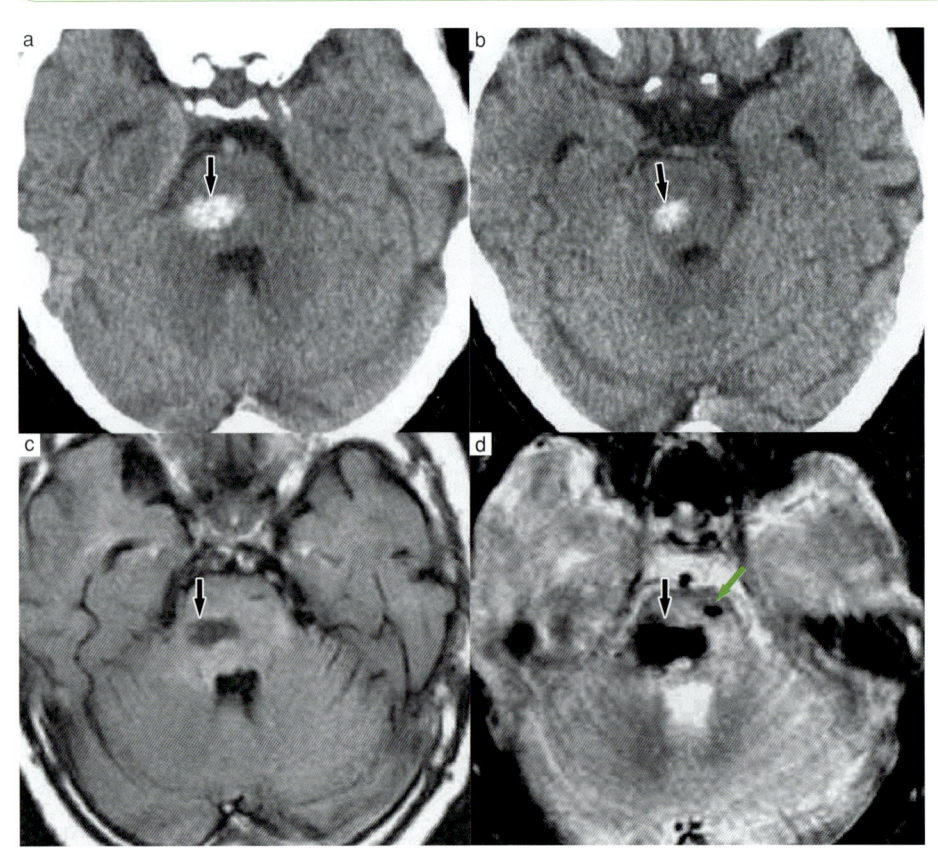

図1
a, b:頭部 CT (入院当日),
c:頭部 MRI・入院4日目 (FLAIR 画像),
d:頭部 MRI・入院4日目 (T2*強調像)

　a, b では右橋上部のやや背側に比較的境界明瞭な高吸収域(血腫)を認めた(➡).血腫の大きさは 1.76×0.93×1.5 cm で,血腫の体積は 1.23 mL であった.
　c, d では,CT で血腫の高吸収域の部分は境界明瞭な低信号像を示した(➡).周辺の第4脳室は血腫の影響で背側へ軽度圧排を認めた.
　d では右橋の新鮮な出血(➡)以外に左橋にも小さな低信号域像(➡)があり,陳旧性の微小出血(microbleed)を認めた.

急性期の病状・リハビリテーションの経過

手術適応なく保存的治療を行った．

入院3日目からPT，OTのリハビリを開始した．めまい，嘔吐など体調不快の訴えが多く，積極的なリハビリの介入ができなかった．端坐位で体幹のふらつきやめまいなどがみられ，坐位保持に介助を要した．立位では麻痺側の支持性が低く，膝関節の痛みの訴えもあり，立ち上がり動作，立位保持において介助を要した．入院10日目に回復期リハビリ病院へ転院となった．

回復期リハビリテーション

〈理学・作業療法〉

1 入院時（発症後10日目）評価

見当識，短期記憶の障害を認めHDS-Rは16点であったが，著明な高次脳機能障害はみられなかった．Brunnstrom stageは左上肢・手指・下肢ともにVであり，左上下肢のMMTは4/5で麻痺は比較的軽度であった．一方，左上下肢の協調運動障害，体幹失調を認めた．感覚では，左上下肢の表在覚は軽度鈍麻，深部覚は重度鈍麻であった．STEFでは，右66点，左35点で，左上肢は補助的使用であった．ADLは，食事・整容はセッティングで可能，更衣は介助を要し，移乗は中等度介助，トイレ動作は全介助であった．入院時のFIMは，45/126点と低値であった．

2 リハビリテーションの治療目標・計画

- 短期の治療目標としては，活動性の向上，起居動作・移動手段・移乗の獲得，食事・整容の自立，上肢機能の向上とした．
- 長期目標としては歩行の自立，セルフケアの自立，生活関連動作の獲得とした．
- 治療計画は，起居・立位・移乗・歩行能力向上に向けてアプローチする．
- また，上肢機能訓練，ADLでの介入を行い，生活関連動作の獲得も図る．

3 リハビリテーションの治療経過（表，図2，3）

入院時：リハビリ介入当初，端坐位保持は両手支持なしでは後方へ崩れるため介助を要した．歩行は平行棒内にて中等度介助により約10m程度であった．1週後では両手支持なしで端坐位保持が可能となった．一方，更衣動作では袖通しは可能だが，失調，感覚障害の影響によりボタン操作には介助を要した．2週後では，平行棒内で片手支持歩行が見守りとなった．ピックアップ歩行器使用では見守りで病棟内の歩行訓練を開始した．実際のADL場面では，更衣は見守りで可能となったが，トイレ動作では，動的な立位の安定性に欠け中等度の介助を要した．バランス評価としてFBSが35/56点，FR（functional reach test：動的バランス機能評価）は，19cmと転倒のリスクが高い状態であった（図2）．

1ヵ月（4週）：1ヵ月後では，歩行はピックアップ歩行が自立，更衣動作，トイレ動作が自立となった．表在覚は軽度鈍麻，深部覚は股・膝関節軽度鈍麻，足関節は中等度鈍麻に改善した．HDS-Rも23点に改善した．5週後には，T字杖による歩行が見守りレベルになった．2ヵ月後

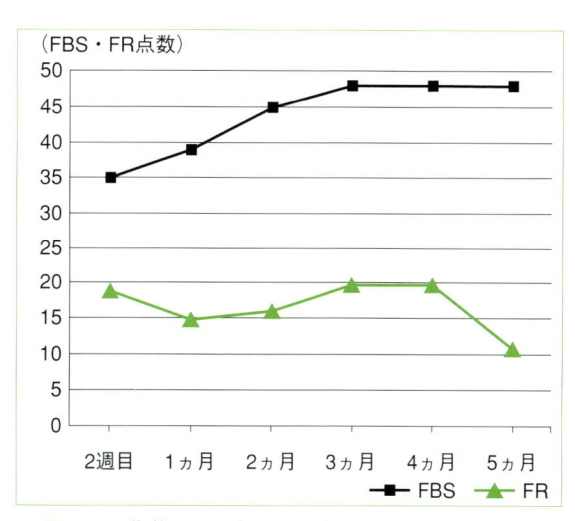

図2 回復期リハビリの入院経過とバランス評価（FBS，FR）の推移

表 回復期リハビリの入院経過と歩行能力の推移

入院時	4週	5週	11週	22週
車椅子移動	ピックアップ歩行	シルバーカー歩行	T字杖歩行	独歩

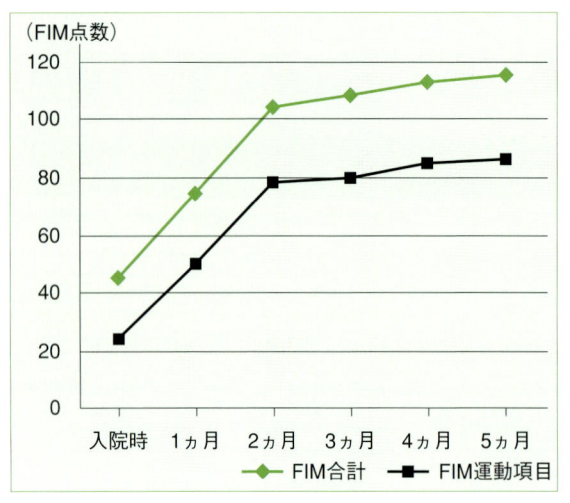

図3 回復期リハビリの入院経過とFIMの推移

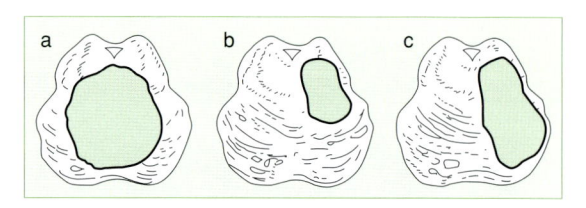

図4 橋出血の分類（3型）
a：中心型　b：被蓋型　c：底部被蓋型
(Russell B, et al.：Neurosurgery 19：129-133, 1986[1])をもとに作図）

にはFIMの著明な向上を認めた（図3）．

3ヵ月：3ヵ月後にはさらなる立位バランスの向上がみられ，FBSは48/56点となった（図2）．病棟内T字杖歩行は自立，屋外歩行はT字杖見守りとなり，階段昇降も1足1段で自立となった．

4ヵ月：4ヵ月後には，病棟内独歩自立となり，入浴における浴槽への出入りが手すりの使用で自立となった．

5ヵ月：5ヵ月後では，退院後に必要な床上動作を中心にリハビリを行った．STEFは右85点，左79点と介入当初より向上がみられたが，失調，異常感覚が残存した．しかし，調理では危険性のない上肢の使用が可能で，掃除機の使用もバランスの崩れなく行えた．外泊訓練を繰り返すなかで，自宅改修なしで自宅復帰ができるまでになった．

解 説

脳幹出血は原発性（高血圧性）脳幹出血と血管奇形による続発性脳幹出血とに分類される．原発性脳幹出血の責任血管は脳底動脈の傍正中枝であることが多く，その走行から出血部位はほとんど橋である．橋出血は出血部位から3型に分類できる．①橋の広範囲を占める中心部型，②橋被蓋に限局する被蓋型，③底部と被蓋に跨る底部被蓋型の3型である（図4）[1]．頻度的には中心部型が多いが，これは病巣が広いため，重度の意識障害，種々の神経症候が出現し生命予後もきわめて不良である．中心部型について底部被蓋型が多いとされ，今回提示している症例は右の底部被蓋型，または被蓋型と考えられる．本病型は，脳底動脈の傍正中枝が橋底部で破綻し，出血が被蓋に進展した症例である．神経学的には血腫の大きさにより意識障害，構音障害，片麻痺がみられ，さらに感覚障害，健側への共同偏位，側方注視麻痺などの眼位の異常や眼球運動障害を起こすとされている．致死的になることはないが，重症の後遺症を残し社会復帰が困難となることも多い[2]．

本症例は右橋の中間で底部から被蓋に及ぶ中等度の大きさの血腫（図1）であったが，リハビリなどによる保存的治療によって良好な改善を示した症例である．すなわち，初期の神経学的所見としては，見当識障害，左不全片麻痺，左方注視麻痺，上下肢の協調運動障害，体幹失調，左半身の感覚障害，構音障害などがみられた．特に，上下肢，体幹の協調性の低下，感覚障害による上肢機能の低下が顕著であったが，理学・作業療法により最終的には病棟内独歩自立，上肢も実用手にまでになった．ADLは入院時食事・整容以外介助を要したが，2ヵ月後までに著明なFIMの向上がみられ，さらに，5ヵ月後にはFIMは115/126点に改善し（図3），ADL，IADL（instrumental activitys of daily living：手段的日常生活動作）が自立するまでになり自宅退院となった．

〔文 献〕
1) Russell B, Rengachary SS, McGregor D：Primary pontine hematoma presenting as a cerebellopontine angle mass, Neurosurgery 19：129-133, 1986
2) 佐藤雄一，長田 乾：脳幹出血の部位分類とその症候学. 日本臨牀 64（増刊8）：449-454, 2006

4 小脳出血

症例1　62歳，男性．右小脳出血，脳室穿破

　朝出勤途中，路上でめまい，頭痛，嘔気，両下肢脱力感，ふらつきが強く，歩行困難となり救急搬入入院となる．搬入時血圧221/129，脈拍61/分，SO₂ 97％，嘔吐あり．入院時神経学的所見は，意識レベルはほぼ清明（JCS 0～1），両側水平性眼振（＋），垂直性眼振（＋），対光反射遅鈍，瞳孔不動（－），運動麻痺はないが四肢の脱力あり．

　既往歴：高血圧．

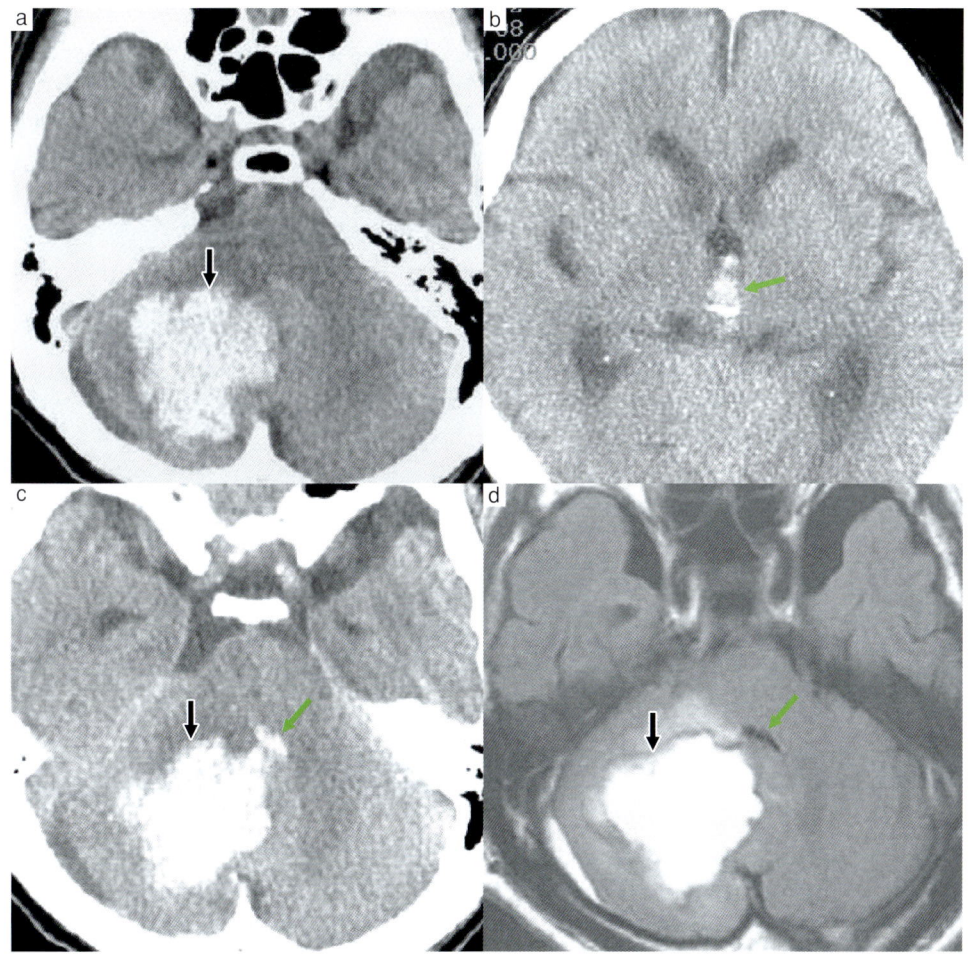

図1
a, b, c：入院当日の頭部CT
d：入院20日後の頭部MRI

　a, c では右小脳半球をを中心に大きな高吸収域（血腫）を認めた（➡）．血腫の大きさは4.1×4.1×2.5 cmである．

　b では第3脳室内にも第4脳室から逆流した出血を認める（➡）．脳室に明らかな水頭症はなかった．

　c では第4脳室内に出血がみられ（➡），第4脳室は血腫によって左上方へ圧排されている．

　d では入院20日後のMRI（FLAIR）では高信号像の出血像（➡）とその周辺の淡い高信号像の浮腫所見がみられる．第4脳室は左上方へ圧排されているが，第4脳室内の出血は流出し消失している（➡）．

急性期の病状・リハビリテーションの経過

　意識障害がないことと病状経過，画像所見などから手術せず，保存的治療を行った．まず，高血圧に対し塩酸ニカルジピン（ペルジピン），フランドールテープなどによる血圧のコントロール，脳浮腫に対する脳圧降下剤の投与と嘔気，嘔吐，めまいに対する対照的治療を行った．

　入院4日目よりリハビリを開始した．リハビリは6回/週，理学・作業療法を各20分/回行った．リハビリ開始当初は，血圧が高く積極的な介入が困難な状況が続いた．身体状況は筋力低下，四肢の協調性障害，体幹失調，構音障害を認めた．徐々に血圧がコントロールされ，立位練習，車椅子乗車を進めた．一時めまい，嘔吐が強くなり，入院中の約2週間は，積極的リハビリができずベッド上の筋力強化のみになった．その後めまい，嘔気が軽減し入院30日目に回復期リハビリ病院へ転院となった．

回復期リハビリテーション

＜理学・作業療法＞

1　入院時評価

　起居動作でめまい，嘔気あり．リハビリに対しては協力的であった．身体機能面では著明な可動域制限はなく，下肢筋力はほぼMMT5レベルであった．協調性は指鼻試験・踵膝試験で軽度陽性，体幹失調陽性．基本動作では，起居自立，立ち上がり・立位は見守り，歩行はサークルで見守りレベルであった．上肢機能は実用手レベルであり，STEFは右82/100点，左92/100点と高得点であった．坐位で行うADLは自立．立位・移動を含むADLはふらつくため介助を要した．FIMは114/126点で，主な減点項目は階段であった（図2）．

2　リハビリ治療目標・計画

- 短期治療目標としてはサークル歩行自立とし，長期目標は入浴・屋外独歩自立とした．
- 坐位・立位バランス訓練を中心に実施し，立位・歩行能力向上に向けてアプローチした．
- 作業療法では巧緻動作訓練を行い，書字能力の向上，ADL向上に向けてアプローチした．退院に向けては自宅の環境設定を検討していく．

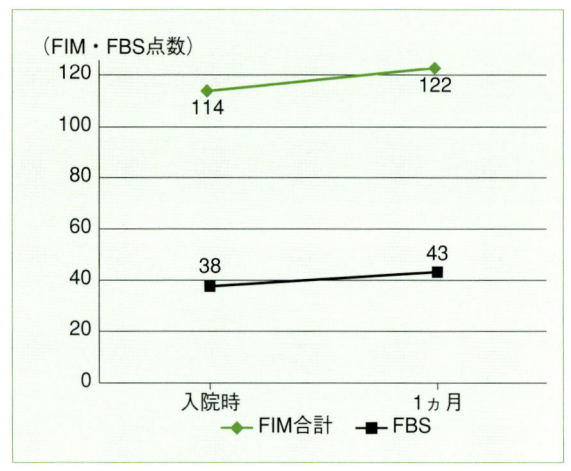

図2　回復期リハビリテーションの入院経過とFIM・FBSの推移

3　リハビリ治療経過

　開始〜2週：リハビリ開始当初は，杖なしの歩行はワイドベースとなりやすく，前後へのふらつきあり．サークル使用の歩行では見守りであった．2週目ごろよりめまいは軽減し，積極的なバランス訓練が開始可能となった．杖なし歩行でふらつきは軽減し，階段昇降も片手手すり把持で二足一段で見守りレベルとなった．作業療法では巧緻動作で失調の影響はなく，炊事，洗濯などの生活関連動作訓練をした．

　3〜4週：3週目にサークル歩行が自立となり，立位バランス訓練，耐久性向上目的でエルゴメーターを追加実施した．また，入浴動作の訓練を追加した．FBSは43/56点となった（図2）．4週後では，T字杖歩行が自立となり，活動量も向上した．階段昇降は一足一段見守りレベルとなった．

　2ヵ月：四肢体幹の協調性が改善されバランスが向上し，階段は手すり使用で自立となった．ADLはすべての項目において自立となり，FIMは122/126点に改善した（図2）．ICARS（international cooperative ataxia rating scale）も30点から6点までに向上した（表）．ICARSは四肢の協調運動，体幹のバランス，姿勢調節，構音，眼球運動の所見などを含めた包括的な評価法であり，正常が0点，不良の最高点を100点とし，スコアの減少が改善を表している．

表 回復期リハビリ入院時と1ヵ月後のICARSの推移

	項目	入院時	1ヵ月後
I. 姿勢と歩行障害	1. 歩行能力	7	2
	2. 歩行速度	4	0
	3. 立位能力：開眼	3	1
	4. 支持なしでの立位時の両足の幅，開眼	3	0
	5. 両足を平行にそろえた立位姿勢における身体の動揺，開眼	2	0
	6. 両足を平行にそろえた立位姿勢における身体の動揺，閉眼	3	1
	7. 坐位姿勢	1	0
	合計	23	4
II. 運動機能	8. 膝脛骨試験	1	1
	9. 踵膝試験における振戦	0	0
	10. 指鼻試験：分割と測定，障害	1	0
	11. 指鼻試験：企図振戦	1	0
	12. 指指試験	1	0
	13. 前腕の回内・外変換運動	1	0
	14. アルキメデスの渦巻き	2	1
	合計	7	2
III. 言語障害	15. 構音障害：流暢さ	0	0
	16. 構音障害：明瞭さ	0	0
	合計	0	0
IV. 眼球運動障害	17. 眼振	0	0
	18. 追視の異常	0	0
	19. saccadeの異常	0	0
	合計	0	0
	総合計	30	6

（正常；0点，不良の最高点；100点）

● 各論

> **症例2** 66歳，女性．正中～左小脳出血
>
> 夕食後より回転性めまい，後頭部痛，嘔吐が強くなり救急搬入入院．入院時意識は傾眠状態，運動麻痺（－），構音障害を認め，血圧220/90，脈拍96/分，整．
> 既往歴：高血圧症，糖尿病，尿管結石．

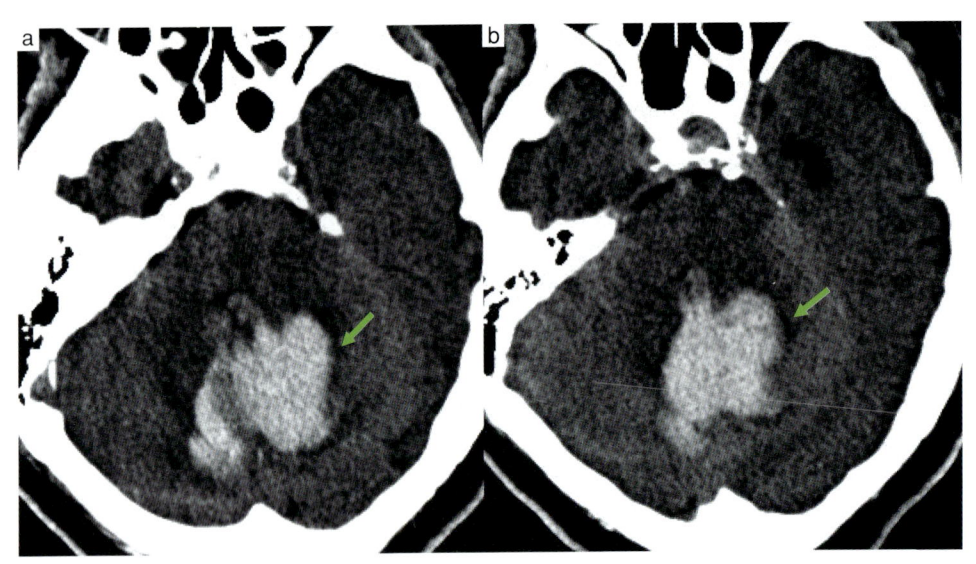

図3
a，b：入院時頭部CT
CTでは小脳正中部から左小脳半球にかけて辺縁不規則な高吸収域（血腫）がみられ（➡），第4脳室への圧排を認めた．大きさは3×4×3cmであった．脳室穿破（－）．

急性期の病状・リハビリテーションの経過

　CT画像では大きな左～正中部の小脳出血とそれによる脳幹への圧排がみられ，意識の低下があったため緊急手術（開頭血腫除去術）を施行．術後の経過は良好で徐々に改善した．リハビリは手術後7日目よりPTが6回/週，20～40分/回で開始した．リハビリに対しては意欲的で，歩行訓練を開始したが，動作時に嘔気，嘔吐などの出現のため摂食困難となり，点滴使用によりリハビリが一時中断した．その後徐々に改善し，リハビリの基本動作は自立，歩行もサークルを使用し監視で可能となった．入院51日目に回復期リハビリテーション病院へ転院となった．

回復期リハビリテーション

＜理学・作業療法＞
1　入院時評価
　身体機能面では著明な麻痺・感覚障害はなく，四肢の筋力低下，体幹・左側優位の四肢の失調が中等度に認められた．また，頭位変換後の眩暈や吐き気が強く，リハビリは積極的に行えない状況であった．軽度の注意障害を認めたが，高次脳機能障害は認めなかった．FIMは79/126点で，運動FIMが49/96点，認知FIMが30/35点であった（図4）．ブレーキ，フットレストの管理が不十分であり，移乗・トイレ・更衣動作など立位動作は見守りや介助が必要であった．日中は車椅子でのADL活動が主となった．歩行は，キャスター付きpick up歩行器で一部介助レベルであった．

2　リハビリの治療目標・計画
　ADLや立位・歩行のバランス能力に対してア

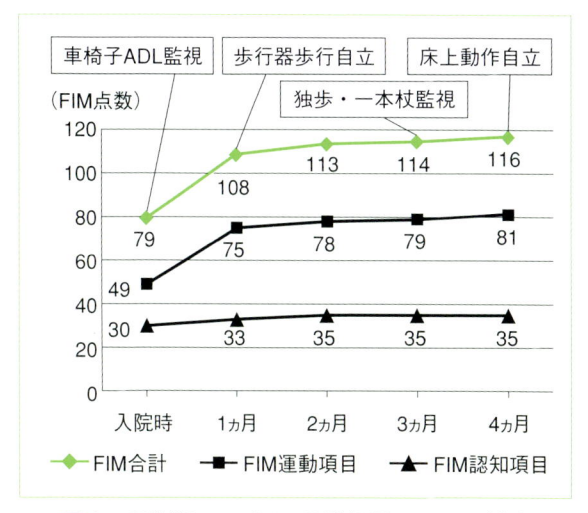

図4 回復期リハビリの入院経過とFIMの推移

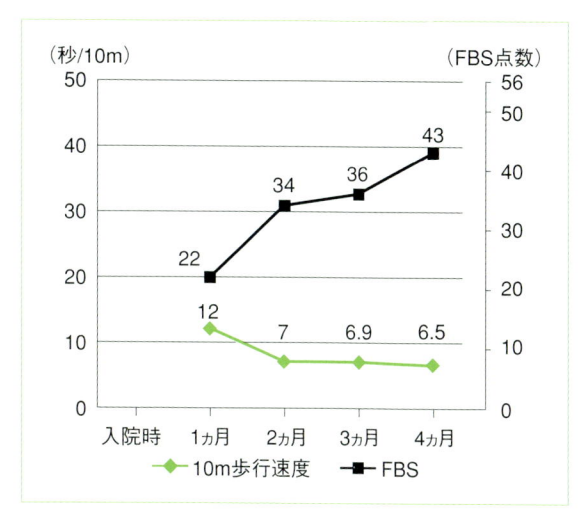

図5 回復期リハビリの入院経過と10m歩行速度, FBSの推移

プローチし,
- 1ヵ月以内に移乗・トイレ・更衣動作の自立.
- 1～2ヵ月で屋内移動の自立, 入浴動作の介助量軽減.
- 最終目標を屋内外歩行, 床上動作自立, 屋内のADL自立としてリハビリを開始した.

3 リハビリ治療経過

1ヵ月：入院当初の吐き気が軽減し, 積極的なリハビリ介入が可能となる. FIM運動項目は大きく改善し, 手すり使用で移乗・トイレ動作・更衣動作が自立となった. 移動はキャスター付きピックアップ歩行器で自立へと改善した. シャワー浴は転倒予防のために介助が必要であった. FIMは108/126点（図4）となった. 身体機能面に関しては, 麻痺や感覚障害がない反面, 四肢失調・体幹失調が残存した. 平衡障害がいちじるしく, 方向転換時や摑まりなしでの立位動作や歩行時に転倒リスクが高かった. FBSは22点で（図5）, このころより一本杖歩行は監視となり, 10m歩行は12秒であった（図5）.

2ヵ月：FIMは113/126点と改善し, 外泊訓練に向けての階段昇降, 屋外歩行, 床上動作訓練を行い, また, 自宅を想定した生活関連動作を積極的に開始し始めた. 御家族へも介助歩行のポイントを説明し, 病棟リハビリを開始した. 病棟で一本杖歩行で, バランスを崩すことが少なくなったが, FBSは34/56点であった（図5）. 引き続き立位バランス訓練を中心に, 早期屋内一本杖歩行の自立を目標に介入した. 10mの一本杖歩行は7秒であった（図5）.

3ヵ月：入院3ヵ月目には外泊訓練を積極的に行った. 家屋評価を実施し, 住宅環境の調整（風呂場, トイレでの手すりの設置, 導線の確保）を提案した. FIMは114/126点となり, FBSは36/56点となった（図4, 5）. 伝い歩きは自立となったが, 一本杖歩行, 独歩は依然大きくふらつき, 立ち直り反応が乏しく, 転倒の危険性を認めた. 階段昇降は5階までの昇降が, 監視で可能となり耐久性も向上した.

4ヵ月：入院4ヵ月後ではFBSは43/56点となり（図5）, 屋外での一本杖歩行も監視で連続15分可能となった. 床上動作も手すりを使用し自立レベルとなった. FIMは116/126点となり, 10m歩行は6.5秒となった. 入浴は介助の必要ないレベルとなったが, 転倒予防のための監視は必要であった.

解説

小脳出血は, 小脳半球, 特に歯状核部付近からの出血が多く, 破綻血管としては上小脳動脈の分枝といわれている. 一般に突発する頭痛, 嘔気,

嘔吐，めまい，起立，歩行不能で発症する．神経学的には患側の四肢失調（協調運動障害），患側への注視麻痺，眼振などの眼球運動障害，構音障害，起立・歩行障害などが主で，通常片麻痺を伴うことはない[1]．意識障害は初期には少ないが，最終的に合併してくる場合もある．重症度および手術適応の判断は，CT上の血腫の大きさ，意識レベル，臨床経過によって判定される．血腫の最大径が3cm以上の小脳出血で，神経学的症候が増悪している場合，または小脳出血が脳幹を圧迫し脳室閉塞による水頭症をきたしている場合は手術適応である（脳卒中治療ガイドライン2009[2]）．小脳出血の予後について熊坂ら[3]は，①意識レベル，②最大血腫サイズ，③四丘体槽の描出，④側脳室内血腫の有無の4項目について多変量解析を行った結果，良好な予後が期待できるのは意識レベルがGCS（Glasgow coma scale：意識障害分類）11〜13以上，血腫サイズが5cm以下であると結論している．さらに，脳ヘルニア所見と考えられる四丘体槽の消失，第4脳室内の大量出血は予後不良因子であったとしている．

提示した症例は，CT上4cm径の大きな血腫と第3，4脳室内への出血を認めたが（図1），水頭症はみられず，意識レベルの低下もみられなかったため保存的治療となった．血圧のコントロールとともにリハビリを中心とした保存的治療によって良好な予後を示した症例である．発症初期にはめまい，吐気，頭痛が強く，四肢の協調運動障害，体幹失調などがあり，リハビリも一時進まない時期もあった．しかし，その後回復期リハビリの約2ヵ月の治療で順調に改善し，T字杖歩行により自立し，ADLはすべての項目で自立した．FIMも122/126点にまでになった（図2）．協調運動障害，体幹失調，失調歩行の改善により，ICARSは30点から6点に改善している（表）．

症例2も小脳正中部から左小脳半球にわたる3〜4cm径の出血であった（図3）．脳室穿破の合併はなかったが，脳幹への圧排による意識レベルの低下を認めたため開頭血腫除去術を行っている．四肢・体幹の失調，平衡障害を認めたが，早期よりリハビリ可能となり，その後も経過は順調に改善した．退院時にはふらつきは残存したが，屋外での歩行は1本杖で歩行可能となった．入浴以外ADLは自立となり，FIM合計は79点から116点へと改善した（図4）．

〔文　献〕
1) 厚見秀樹，松前光紀：小脳出血の神経症候学と重症度分類．日本臨牀64（増刊号8）：472-476, 2006
2) 篠原幸人，小川　彰，鈴木則宏，他（編）：脳出血，高血圧性脳出血の手術適応．脳卒中治療ガイドライン2009．協和企画，東京，pp152-158, 2009
3) 熊坂　明，下田雅美，小田真理，他：高血圧性小脳出血の手術適応と機能予後―多変量解析による検討―．脳神経外科ジャーナル8：33-40, 1999

5 大脳皮質下出血

症例 1 57歳，男性．左前頭頭頂葉皮質下出血

自宅を訪問したとき呂律が回らないことに気づき，右口角からよだれが出て救急搬入入院となった．入院時血圧 170/106 mmHg，脈拍 96/分，神経学的には意識レベルは JCS2〜3 点，右不全片麻痺（上下肢ともに MMT4/5），全失語を認めた．

既往歴：帯状疱疹，高血圧症は不明．

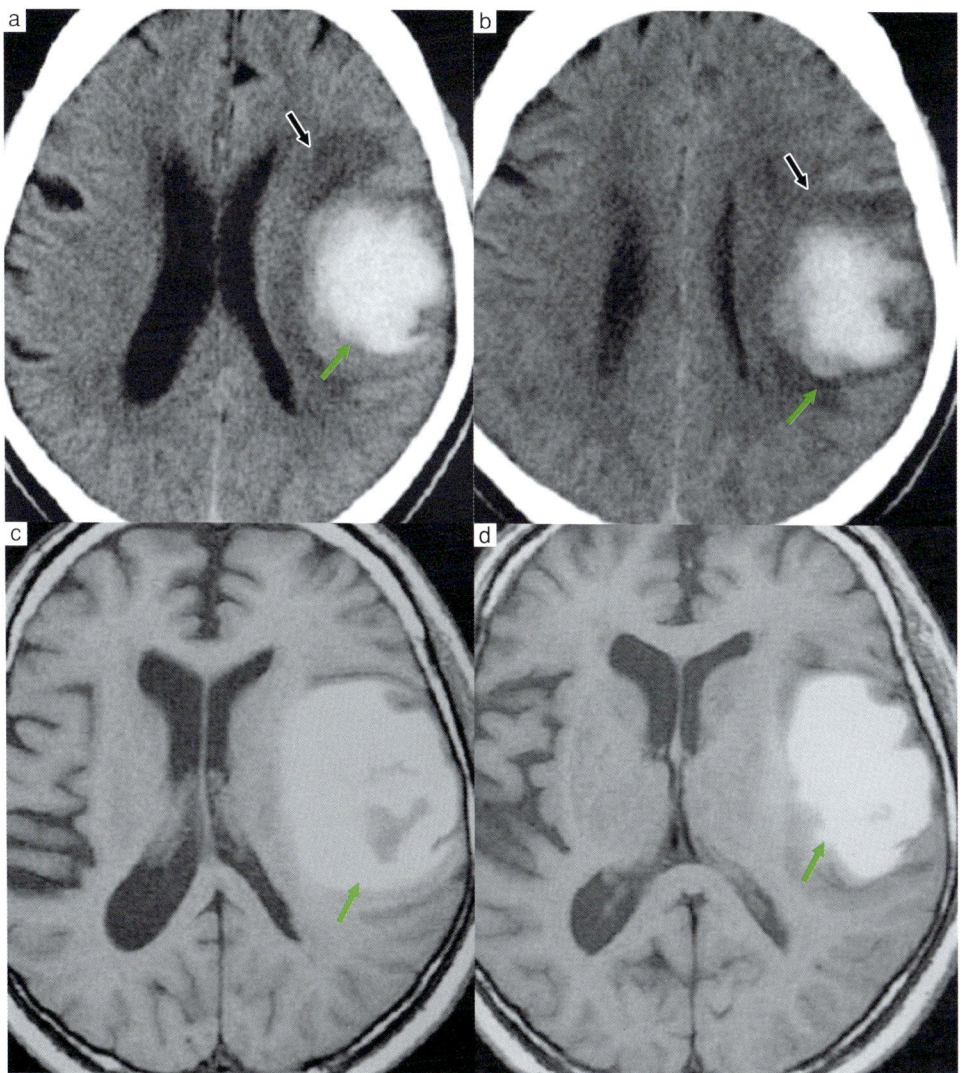

図1
a, b：CT（入院5日目）
c, d：MRI T1（入院11日目）

a, b では左前頭・頭頂葉部皮質下にほぼ均一な高吸収域の血腫（➡）とその周辺に浮腫による低吸収域層（➡）を認める．血腫の大きさは 4.1×3.75×4.0 cm で，その容積は 30.75 cm³ であった．左側脳室は血腫によって全般に圧排を受けている．

c, d では血腫（➡）はほぼ均一な高信号像のなかに一部低信号像の残像を認めた．しかし，出血の原因となる異常な血管像や病変はみられなかった．MRA でも血管異常なし．

● 各論

急性期の病状・リハビリテーションの経過

　入院後にも血腫の増大はなく，出血の原因となるような血管異常はみられず，明らかな意識障害もないことから保存的治療を行った．

　入院4日目よりリハビリを開始した．週6回で，理学療法20分/回，作業療法40分/回を行った．回復期リハビリ病院への転院までの14日間のリハビリにより，院内歩行は自立となったが，右上肢機能は補助手レベルであった．言語は失語症が重度で，言語表出，書字などで障害が強く，意思伝達ができない状態であった．

回復期リハビリテーション

＜理学・作業療法＞

1　入院時（発症15日後）評価

　身体機能面では，著明な関節可動域制限はなく，Brunnstrom stageは右上肢・手指・下肢でいずれもⅤで，MMTは上下肢ともに5/5であった．右上下肢の表在覚は軽度鈍麻，深部覚は，右足趾・足関節で軽度鈍麻であった．右上肢機能に関してはSTEFで右50/100点，左96/100点，握力は右19.3 kg，左34.2 kgであった．右手のスプーン操作は可能であったが，箸操作，書字は困難であった．高次脳機能障害としては失語症，注意・記銘力障害を認めた．歩行動作は独歩自立レベルであったが，右股関節周囲の支持性が低く，FBSは片脚立位の項目で減点となり50/56点であった．起居・移乗動作等の基本動作およびADL動作の自立度も高く，入院時のFIMは102/126点で，入浴以外は自立レベルであった．このように入院時の主な障害は重度の失語症と右上肢機能障害であった．

2　リハビリテーションの治療目標・計画

- 短期治療目標はADLの自立，階段昇降自立とした．
- 長期治療目標は屋外歩行自立，独居生活（交通機関利用・家事）自立，右上肢の実用手，高次脳機能改善を目標とした．
- リハビリ計画としては歩行能力改善，右上肢機

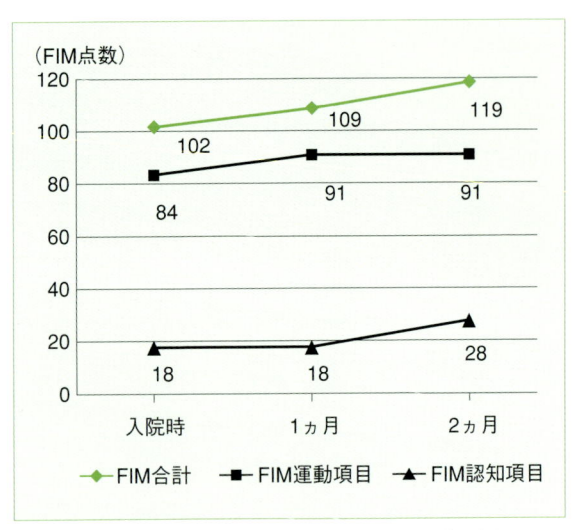

図2　回復期リハビリテーションの入院経過とFIMの推移

能改善，失語症改善とした．

3　具体的リハビリテーションのアプローチ

＜理学療法＞

- 歩行動作は，右立脚期での股関節の支持性低下に対しアプローチした．
- 階段昇降時に右足尖部の引っかかりがあり，転倒の危険性があるため，足関節の分離促通，および深部覚鈍麻に対し，視覚的代償を用いてアプローチした．
- 年齢も若く，屋外や公共の場に出る機会が多いため，歩行の耐久性向上，および応用歩行を実施した．

＜作業療法＞

- 右手が補助的な使用であったため，積極的に右上肢へのアプローチを実施した．
- 入浴動作を中心とした粗大ADL訓練・指導を実施した．
- 注意・記銘力を中心としたアプローチを実施した．
- 家事動作上の助言・指導を行った．本人の希望もあり，パソコン操作練習を行った．

4　リハビリテーションの治療経過（図2）

　1ヵ月：1ヵ月後のBrunnstrom stageは，右上肢・手指・下肢のいずれもⅤで著変はみられなかった．このころより足趾・足関節の深部覚は軽度鈍麻から正常範囲となり，歩行および階段昇

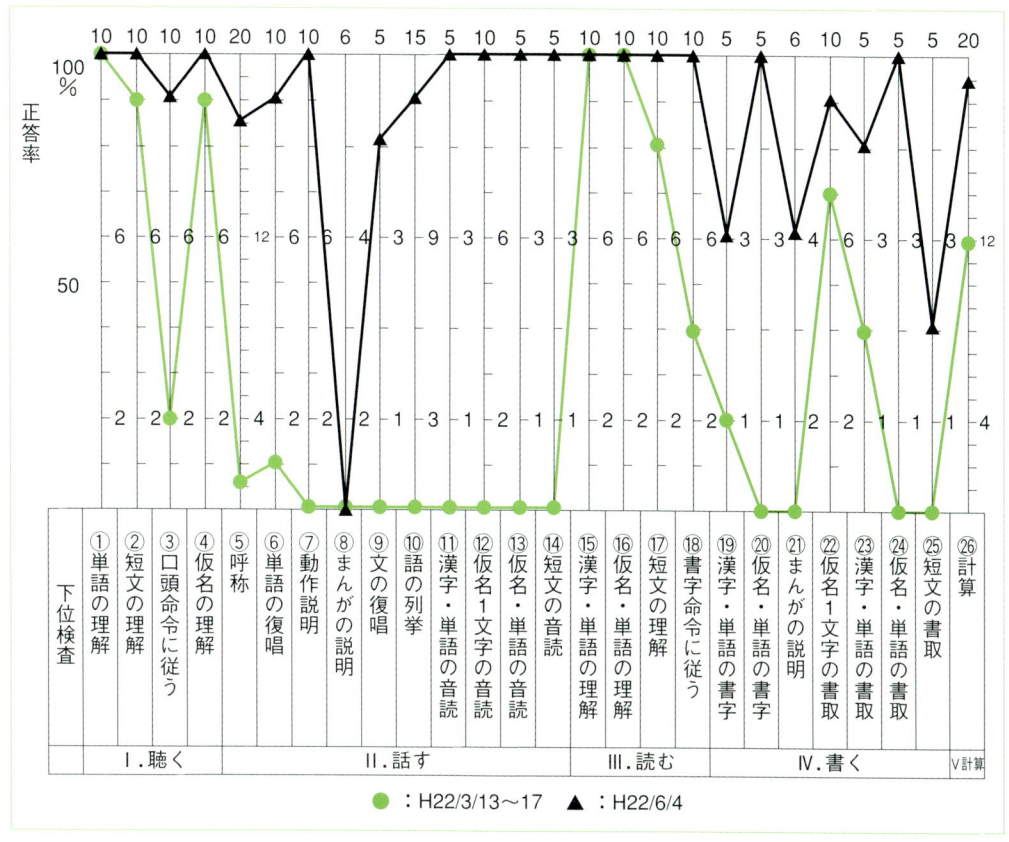

図3　入院経過とSLTA結果

降時の右足尖の接触が消失したため，階段昇降は自立レベルとなった．歩行では股関節の支持性が向上したが，右立脚初期の前脛骨筋の遠心性収縮が不十分のため，右フットパットがみられた．応用歩行動作として屋外でのランニングは，約100mの耐久性がみられた．ADL動作では入浴動作が自立となった．

2ヵ月以降から退院時：2ヵ月後のBrunnstrom stageは右上肢・手指・下肢はそれぞれⅥ・Ⅵ・Ⅴと向上し，FIMも119/126点まで向上した．右手での箸使用や書字が可能となり，実用手レベルとなった．初期には対人交流は消極的であったが，その後問題解決を図るために自主的に働きかける場面が多くみられるようになった．家屋状況はマンション4階のエレベータあり，独居のためADL動作および家事動作の必要性もあるため，このころより外泊訓練を3回実施した．その結果，家事動作や交通機関の利用も支障のないレベルに至った．復職の希望があったが，失語症があり，パソコン操作も実用レベルに至らなかった．

<言語療法>
1　入院時初期評価

重度運動性失語症を主症状とする症例である．初期評価時のSLTAの成績（図3）に示すごとく，表出面において重度発語失行および喚語困難のため有意味語は認めず，音声言語表出に障害があった．しかし，首振りにてYES-NO反応は安定して可能であった．喚語困難の重症度については，発語失行症状が強いため，初期評価段階では評価困難であった．理解面では，聴理解・読解力に中等度の障害が認められた．日常コミュニケーションレベルでの短文理解はほぼ可能だが，新聞・雑誌等の複雑な内容理解は困難であった．また，書字は重度障害を認めた．

問題点として，①理解力の低下（聴理解・読

解），②重度の発語失行による音韻実現困難，③喚語困難による語想起低下が挙げられた．

2　言語療法の目標・計画
- 訓練目標として，①4～5文節文の理解力（聴覚的理解）の改善，②意図的発声を可能とする，③母音の復唱を挙げた．
- 訓練計画として，YES-NO反応程度の短文理解，発声・構音訓練を挙げた．

3　言語療法の治療経過
1週：徐々に発話によるコミュニケーション能力に向上がみられた．

1ヵ月：自由会話では文レベルの会話が一部可能となるも，2文節文の復唱訓練では，構音の誤りが出る．

介入5週目では課題内容に時間はかかるも，正答率が高くなる．

2ヵ月：喚語困難・発語失行は残存するものの，表出面は著明に向上し短文による表現がどうにか可能レベルになった．また，呼称では錯語が若干認められたが，喚語能力は向上しており短文での伝達能力は高まった．書字能力は不完全ながらも短文での伝達が可能となった．

本症例は退院時職業復帰レベルには至らず，近隣病院への外来通院リハビリとなった．退院後12日目の近隣病院でのSLTAでは，図3に示すごとく言語の理解，表出，書字など全般に明らかな改善を認めた．

症例2　46歳，女性．右側頭葉皮質下出血

頭痛，嘔吐，下痢で発症し内科受診後来院．入院時神経学的には左不全片麻痺（MMT4/5），見当識障害，左半側空間無視を認めた．血圧135/77mmHg，脈拍110/分，整．
既往歴：高血圧症．

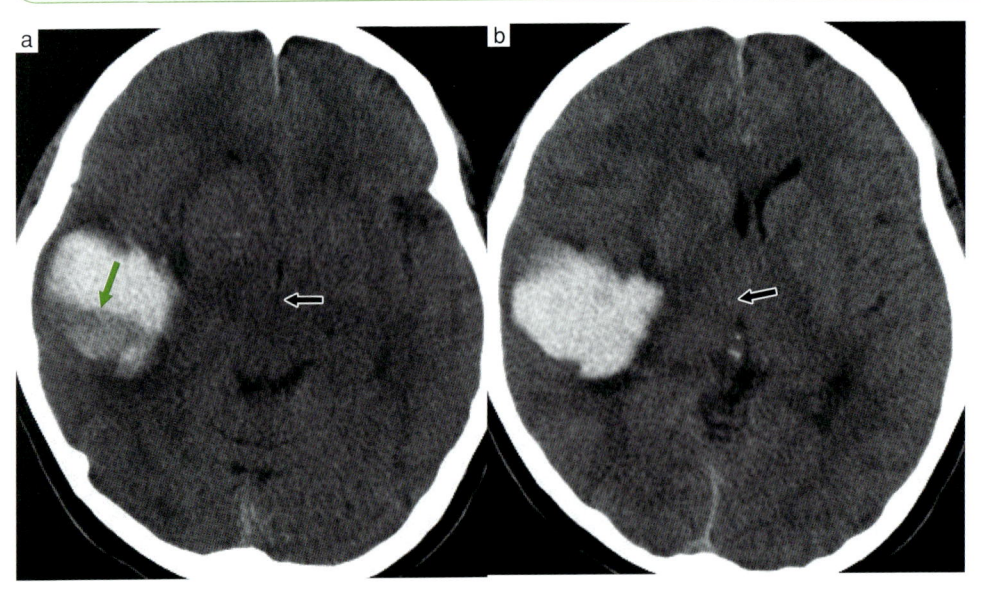

図4
a, b：入院時頭部CT

CTでは右側頭葉皮質下に血腫による高吸収域を認め，正中構造の左方変位を示す（➡）．aでは血腫内の流動性血腫のため鏡面形成（ニボー）を示す（➡）．

急性期の病状・リハビリテーションの経過

画像所見から右側頭葉出血を認めたが，意識は清明で，3D-CTA（three dimensional computed tomography angiography：三次元脳血管造影）などからはその原因となる脳血管疾患（動脈瘤，脳動静脈奇形，もやもや病など）はみられず保存的治療を行った．リハビリは入院6日目より6回/週，PT・OT各20～40分/回で開始

した．リハビリ介入当初は頭痛，気分不快があったため，積極的なリハビリは行えなかった．耐久性に乏しく主として左半側空間無視がみられた．リハビリにより徐々に耐久性が向上し，易疲労性や気分不快は認めたが，歩行は病棟内で自立になった．入院25日目に回復期リハビリテーション病院へ転院となった．

回復期リハビリテーション

＜理学・作業療法＞

1 入院時評価

身体機能面では，著明な運動麻痺はなく，Brunnstrom stage は右上肢・手指・下肢ともにⅥで，MMT も上下肢ともに5/5であった．基本動作は起居〜立位は自立．ふらつきはないが注意に欠ける場面がある．歩行は杖なしで監視状態で可能．FBS は52/56点であった．

ADL 面ではトイレ・入浴・歩行・階段が監視レベルであり，FIM 運動項目は81/91点であった．FIM 認知項目は33/35点であり，問題解決，記憶で6/7点であった．FIM 合計点は114/126点であった．認知機能面では HDS-R は27/30点，MMSE（mini-mental state examination：認知症スクーリングテスト）は27/30点であり，時間の見当識，数字の逆唱に低下を認めた．線分二等分線，線分抹消検査は陽性であった．ダブルデージー模写は左側の見落としがあり，全般性の注意障害があった．視野検査は左側に視野欠損があった．

2 リハビリテーションの治療目標・計画
- 短期目標は残存視野の最大限の利用，高次脳機能（視空間や注意など）の向上とした．
- 長期目標は自宅復帰，主婦業の復帰とした．

3 リハビリテーションの治療経過

リハビリ開始から1〜3週：1週後に残存視野の最大限の利用のために頭頸部・体幹の可動域訓練，眼球運動，輪入れやお手玉拾いなどを実施した．また，TMT-B（trail making test-B）などの注意訓練を実施した．屋内歩行は自立．屋外歩行も開始し，歩行速度は遅いものの，ふらつきやつまづきはなかった．階段は手すりを使用し，監視レベルであった．リハビリ開始より2週後には全般性注意力の向上に伴い，計算能力が向上した．また，歩行時は周囲の物にぶつかることも減少した．リハビリ開始より3週後，Kohs 立方体テストを実施し，生活関連動作として掃除機をかけることを実施した．

1ヵ月：外泊訓練を実施し，自宅では調理訓練を実施したが，調理に時間がかかった．Kohs 立方体テストは難易度が中等度のものまで可能となった．ダブルデージー模写は左側の見落としがなくなり，折り紙ではカブトが折れるようになった．TMT-B を実施した結果は10分5秒であった（表1）．

FIM 運動項目は90/91点となった．FIM 認知項目は33/35点であり，階段，問題解決，記憶で6/7点で，FIM は123/126点に達した．床上動作は自立．ランニングも以前に比べ動作の円滑性・注意力はともに向上した．

2ヵ月：2回目の外泊訓練を実施し，枕や布団カバーなどを取り付けることができるようになった．Kohs 立方体テストでは難易度が高度のものも取り入れることができるようになった．しかし，階段昇降や屋外歩行では左側の視野欠損・視空間無視は残存した．

3ヵ月：パソコン版高次脳訓練を実施し，視覚を用いる課題のみ低下があった．WAIS-R（Wechsler adult intelligence scale：ウエクスラー成人知能検査）を実施し，言語性IQ111，動作性IQ86であり，全検査IQ100で，すべての項目で正常平均値であった（表1）．下位項目では処理速度のみIQ72と平均値より低値であった．FBS は53/56点であった．

4ヵ月：FBS は55/56点．TMT-B では2分24秒と正常平均値に改善した．キャンセレーションは誤りなし．かなひろいテストでは，正答13，誤答0となった．自宅復帰し，主婦業が可能なレベルに改善した．

解説

皮質下脳出血の原因としての高血圧は，大脳基底核など脳深部の出血に比較して，その頻度はや

● 各論

表1 各種検査の実施と経過

	2週	3週	1ヵ月	2ヵ月	3ヵ月
MMSE	27/30				
HDS-R	27/30				
Kohs立方体		56/131		73/131	
FAB	18/18				
線分末梢	陽性		陰性		
線分二等分線	陽性		陰性		
ダブルデージー模写	左側見落としあり		見落しなし		
WAIS-R 言語性IQ 動作性IQ 全検査IQ					111 86 100
TMT-B			10分5秒	3分34秒	2分24秒
キャンセレーション		誤 4	誤 4		誤 0
かなひろいテスト					正 13 誤 0

や少なく30～50％とされている．高血圧以外の原因としてアミロイドアンギオパチー，脳腫瘍，脳動脈瘤，脳血管奇形，出血性脳梗塞，静脈血栓症などがあり，皮質下出血をみた場合これらの有無のチェックが必要である[1]．皮質下脳出血は頭痛，けいれん，失語症や視野障害などで発症することが多いが，血腫の大きさと部位によって症状は千差万別で，血腫が巨大でも頭痛のみが唯一の症状であることもまれでない．予後は比較的よい場合が多いが，Flemmingら[2]は，保存的治療を行った症例の検討から，皮質下脳出血の予後不良となる危険因子について，①血腫の体積が40mL以上，②透明中隔の変位が6mm以上，③意識のレベルはGCSが12点以下を挙げたが，出血部位や脳室穿破は予後に関与しないとしている．

提示した症例1は，出血が30.75mLの大きさで，発症時軽度の意識障害を認めた左前頭頭頂葉皮質下出血であった（図1）．主な臨床症候として重度の失語症と右不全片麻痺を認めたが，リハビリを中心とした保存的治療を行なった．約2ヵ月の回復期リハビリ治療により右上下肢麻痺は Brunnstrom stage ⅤからⅥへ改善し，ADLはFIMで102/126から119/126点まで向上した（図2）．言語は，重度の失語症があり，言語の表出，理解，書字に著明な障害があったが，退院時では表出面での著明改善，喚語能力，書字能力の向上など全般的な改善を認めた（図3）．

症例2は，右側頭葉皮質下出血で（図4），左不全片麻痺（軽度），左半側空間無視，見当識障害などの高次脳機能障害を認めた症例である．リハビリを中心とした保存療法により改善し，左空間無視は残存したが歩行自立，ADLも自立し，主婦業も可能なレベルとなった．

〔文　献〕

1) Ohtani R, Kazui S, Tomimoto H, et al. : Clinical and radiographic features of lobar cerebral hemorrhage : hypertensive versusu non-hypertensive cases. Int Med 42 : 576-580, 2003
2) Flemming KD, Wijdics EF, Li H, et al. : Can we predict poor outcome at presentation in patients with lobar hemorrhage? Cerebrovasc Dis 11 : 183-189, 2001

6 脳出血，脳動静脈奇形

症例 1　62歳，女性．脳動静脈奇形による左側頭葉出血

　息子が帰宅し，会話が成立せずおかしいことに気づき，救急要請入院となる．入院時の意識はJCS 2点，血圧167/86 mmHg，脈拍94/分，呼吸19/分．頭痛，嘔気，嘔吐などはなく，神経学的には感覚性失語（流暢性失語）が主体であった．右不全片麻痺は軽度でMMT 4/5であった．知覚障害は認めなかった．

　既往歴：40歳代，一過性意識障害で数回入院．検診で高血圧を指摘されるも放置．

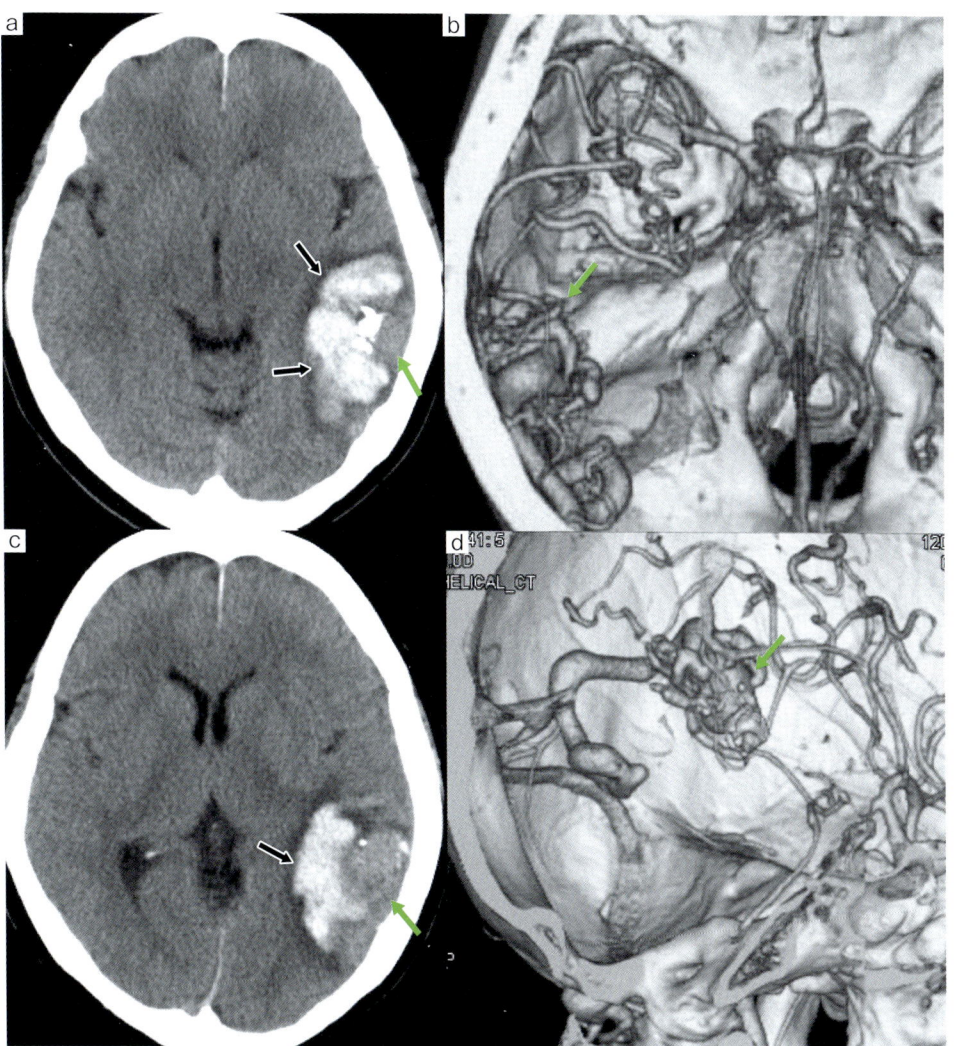

図1
a, c：頭部単純CT
b, d：3次元CT（3D-CT）
　b：水平断面像
　d：側面像

　a, cでは左側頭葉皮質部に異常血管塊（ナイダス）に一致すると思われる等吸収域像（➡）と出血と石灰化による点状などの不規則な高吸収域像（➡）が混在した所見を示した．等吸収域像周辺にはAVM（arterio-venous malformatio：脳動静脈奇形）からの出血による高吸収域がみられた（➡）．

　b, dの3D-CT（three dimentional computed tomography：三次元CT）では，矢印で示した脳動静脈奇形のナイダス（➡）と中大脳動脈からの流入動脈および流出静脈が描出され，それらの間の位置的関係がわかる．

急性期の病状・リハビリテーションの経過

入院後 CT, 3D-CT や脳血管撮影の結果, 左側頭葉脳動静脈奇形からの脳出血と診断し, 手術適応と考えられた. 入院 2 日目に手術（開頭による脳動静脈奇形全摘出と脳内血腫除去術）を行い, 術後の経過は良好であった.

手術後 3 日目より PT, OT を各 20～40 分/回, 6 回/週で開始した.

リハビリ介入当初より, 麻痺は軽度であったため, 基本動作は軽介助から見守りで行われた. 歩行は右下肢につまづきがみられたため, 腋窩への介助が必要であった. 病棟内の ADL は自立できた. 言語は感覚性失語があり意思の疎通は不十分であったが, 簡単な動作指示への理解は得られた. しかし, 思っている言葉を発することができない場面が多々みられた.

回復期リハビリテーション

＜理学療法・作業療法＞

1 入院時評価

身体機能面では著明な関節可動域制限はなく, Brunnstrom stage も右上肢Ⅵ・手指Ⅵ・下肢Ⅵと随意性は良好であったが, 四肢, 体幹の軽度の筋力低下を認めた. FIM 運動項目では入浴, 階段昇降のみ監視レベルで 87/91 点で, FIM は 113/126 点であった. FBS も入院当初より, 55/56 点と, 院内独歩自立レベルであった. FIM 認知項目では記銘力の低下, 喚語困難により, 26/35 点と表出の面で点数が低かった.

以上より身体能力に関しては, 階段昇降, 応用歩行を訓練内容に導入し, バランス能力向上を目標とした.

2 リハビリ治療目標・計画

- 短期目標は階段昇降の自立.
- 長期目標は, 屋外歩行自立, IADL 自立, 家事動作能力の向上.

3 リハビリ治療経過

- **1ヵ月**：階段昇降, 床上動作に関しては自立レベルとなり, 入浴のみ監視レベルであった. FIM は 114 点（運動項目 88 点, 認知項目 26 点）となったが, 屋外歩行するための耐久性低下があるため, 引き続き応用歩行, 耐久性向上に対し訓練を行った. また, OT では, IADL 訓練として買い物の計画を立案, 調理訓練の工程の説明を行った.
- **2ヵ月**：PT では屋外歩行練習も開始し, 荷物を持っての歩行など実用的な歩行練習も開始した. FIM は 116/126 点となり, すべての項目において自立となった.
- **3ヵ月**：外泊訓練も開始した. IADL 訓練として調理訓練を実施し, そのなかでの手順・安全管理など良好であった. 退院後の生活を想定し, 電話対応の訓練なども行った. 最終的には屋外歩行・階段昇降・床上動作も自立となり自宅退院となった.

＜言語療法＞（図 2）

1 入院時評価

理解面では, 簡単な従命, 3 文節文の聴覚的理解は可能となっており, 簡単なレベルの日常会話上では意思の疎通性は良好であった. 表出面では, 自発話は流暢で, 構音やプロソディーは正常であったが, 喚語困難が認められ, 伝達性の低下を呈し言葉に詰まることがあった. SLTA の結果から, 中等度流暢型失語症を呈していた.

2 リハビリ治療目標・計画

- 短期目標は, 呼称訓練（高頻度語）により喚語能力向上を図る.
  - pointing span (2/9～3/9choice), 20～50 文字程度の文章を使用し, 文レベルの聴覚的理解力の向上を図る.
  - 文レベルの音読, 読解能力の向上を図り, 漢字単語の書字能力の向上を図る.
- 長期目標は, 家庭復帰し, ご家族や周囲の方とのコミュニケーションを円滑に行うこととした.

3 リハビリ治療経過（図 2）

初期の SLTA：理解面は聴覚的理解では, 短文レベルは良好であった. 物品操作などの情報量が増加する「口頭命令に従う」課題では, 著明な低下を示した. また文節増加に伴い聞き返しが認められるなど, 意味理解力の低下, 聴覚的把持力の低下が認められた. 表出面は, 呼称実施時, 顕著

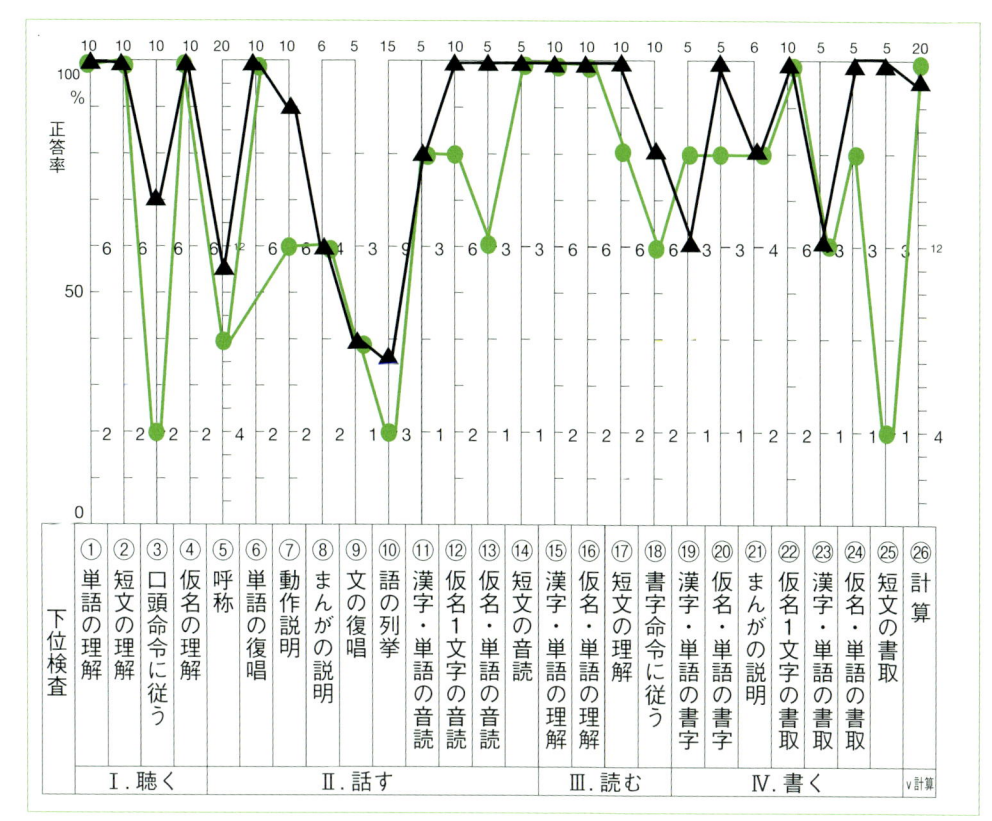

図2
入院経過（当院入院初期，2ヵ月後）とSLTAの推移
●：初期SLTA
▲：2ヵ月後SLTA

な喚語困難，語性錯語や迂言が認められ，語頭音ヒントの有効性も低い状態であった．

2ヵ月のSLTA：理解面では，聴覚的理解，読解能力についてともに改善が認められたが，依然「口頭命令」課題において物品を誤るなど，意味理解力の低下が残存していた．表出面では，呼称成績が8/20点から11/20点に向上した．語頭音ヒントの有効性は上昇したが，音韻性，語性錯語，迂言は依然認められた．書字では，音韻性錯書が認められたが，単語，短文レベルとも改善を認めた．初期と比較すると改善し失語症は軽度となった(図2)．

3ヵ月：聴覚的理解では，聴覚的把持力訓練，短文〜長文レベルの理解訓練により，短文レベルの理解の向上がみられた．しかし，長文レベルでは把持力低下，意味理解力の低下が残存し，聞き返しがみられる状態であった．表出面では，依然錯語が出現するものの，高頻度語の喚語能力の向上を認めた．また，書字能力も向上し，仮名文字であれば長文レベルが可能となった．CADL（communicative abilities in daily living：実用コミュニケーション能力検査）も130/136点であり，自立レベルとなった．

● 各論

> **症例2** 31歳,男性.脳動静脈奇形による脳出血+右急性硬膜下血腫
>
> 書字中に突然頭痛が出現し,その後嘔吐を認めたため救急搬入入院となった.来院時の神経学的所見は,意識は JCS 30点,左不全片麻痺(軽度),瞳孔不同(-),対光反射(+).血圧 147/75 mmHg,脈拍 105/分.
> 既往歴:心房中隔欠損症,高血圧(-).

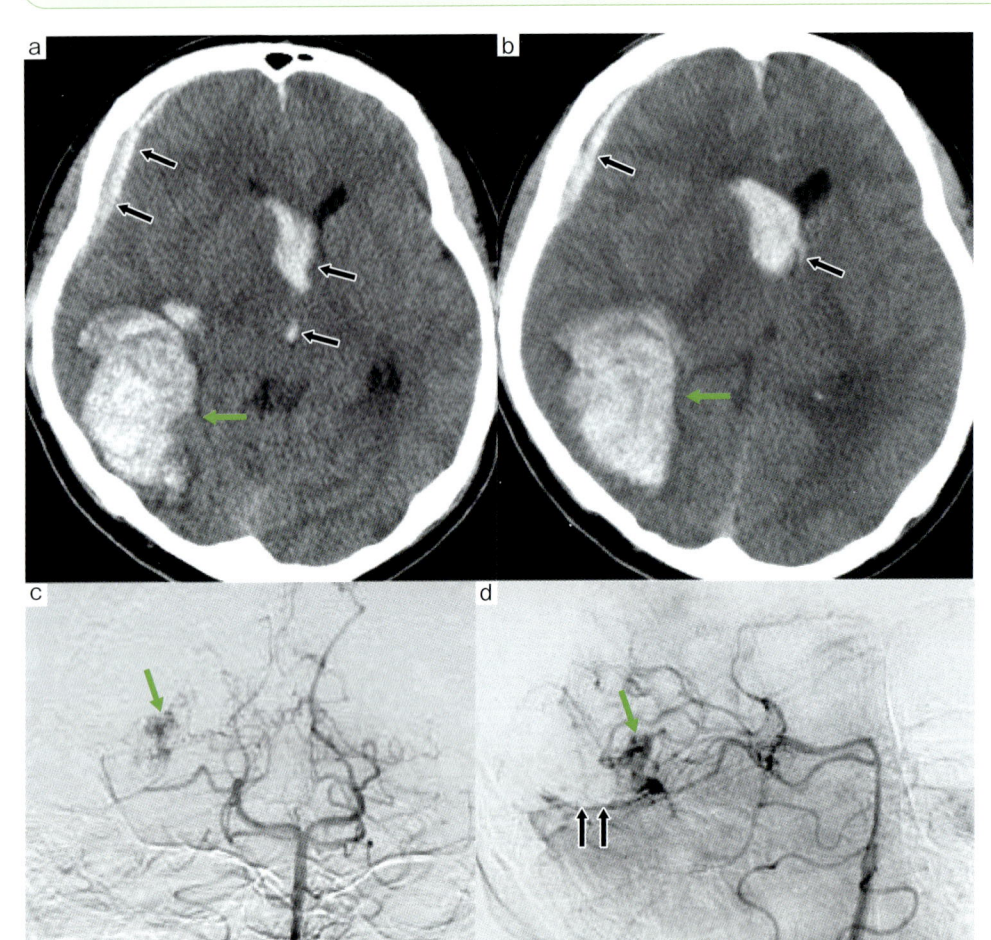

図3
a,b:頭部 CT
c,d:脳血管撮影

a,bでは,右側頭後頭葉に大きな脳出血(➡)と脳室穿破による右側脳室および第3脳室内出血(➡)を認めた.さらに,脳表には急性硬膜下血腫(➡)の合併がみられ,著明な正中構造の変位を示した.

c,dでは,CT上の脳出血部にほぼ一致する部位に AVM のナイダス(➡)がみられ,出血の原因病巣と考えられた.ナイダス(➡)は右後大脳動脈の分枝からの流入動脈と動脈相で,すでに後方へ向かう流出静脈(➡)を認める.

急性期の病状・リハビリテーションの経過

頭部 CT および 3D-CT,脳血管撮影の結果,右後大脳動脈系から流入動脈を受け,深部静脈系に流出する脳動静脈奇形(AVM)を認め,ここからの出血による脳出血と急性硬膜下血腫と診断された.このため緊急手術により開頭血腫除去と AVM の全摘出術が行われた.術後の経過は良好で,意識は JCS 1~2点に改善し,運動機能障害も認めなくなった.しかし,左1/4上同名半盲や両側視床の虚血所見による健忘症や高次脳機能障害が出現した.

リハビリは入院 12日目より PT・OT を 40分/回,6回/週で開始した.重度の短期記憶障害を認め,当初の HDS-R は 10点,TMT-A(trail making test-A)が4分58秒7,TMT-Bは4分間と時間も要し,途中で行っている内

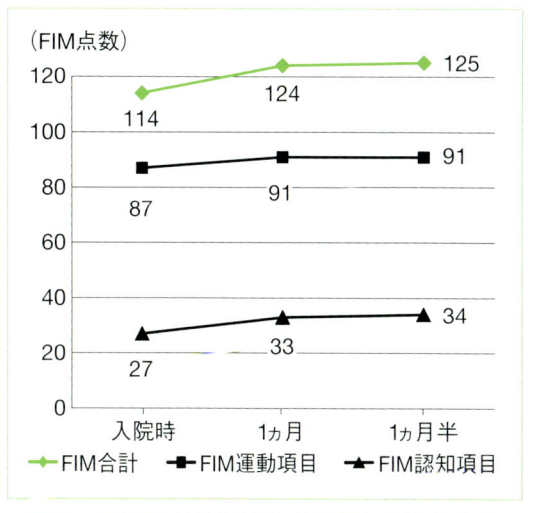

図4 回復期リハビリの入院経過とFIMの推移

容も忘れた．入院23日目に行ったKohs立方体テストによるIQは81.8であった．入院28日目に回復期リハビリ病院へ転院となった．退院時は動作能力的にはADLが自立レベルであったが，重度の短期記憶障害は残存し，メモ活用による代償もうまく行えなかった．

回復期リハビリテーション

<理学・作業療法>
1 入院時評価（図4，表）

身体機能面では，著明な運動麻痺はなく，Brunnstrom stageは左上肢・手指・下肢ともⅥで，MMTも上下肢とも5/5であった．感覚障害や協調性障害もなく，片脚立位は開始当初から10秒以上保持可能で，FBSも満点であった．このため初期評価日より病棟内での独歩は自立となった．しかし，記銘力低下は重度であり，他階で迷う可能性があったため，院内での自立は見送りとなった．昨日行った訓練内容を記憶できず，一昨日前に行った訓練内容と間違う場面がみられた．

ADL面では入浴のみ監視レベルであり，FIM運動項目は87/91点で，FIM認知項目は27/35点で社会的交流，問題解決は監視レベルであった．FIMは114/126点であった（図4）．

認知機能面ではHDS-Rは25/30点，MMSEは28/30点であり，時間の見当識，近時記憶，保持，語の想起に低下を認めた．Kohs立方体テストは119/131点と難易度が高くなると困難であった（表）．

2 リハビリテーションの治療目標・計画
- 短期目標は記銘力向上，メモを使用したスケジュール管理での自立とした．
- 長期目標は自宅復帰，社会復帰とした．

3 リハビリの治療経過（図4，表）

1～3週：介入より1週後，近時記憶も向上し，手がかりにて想起が可能となってきた．病室では1日の出来事を日記につけることで短期記憶も向上した．2週後には，時間・場所・人などの見当識も誤りがなくなった．介入より3週後には，WAIS-Rを実施し，言語性IQ111，動作性IQ94であり，全検査IQ104で平均的数値であった．TMT-Bも2分25秒と値が平均値以下であった（表）．

1ヵ月：身体機能面は退院可能なレベルに達し，屋外歩行時もメモを使用せず，行き帰りの道順は間違えなくなった．TMT-Bは1分42秒となり，平均値となった．かなひろいテストも誤りなく行えるようになった（表）．FIM運動項目は満点，FIM認知項目は34/35点であり，FIMは125/126点に達し，1ヵ月半で自宅退院となった（図4）．

解説

AVM（脳動静脈奇形）は，介在する毛細血管を経由せず動脈血が，直接流出静脈系に流れる異常血管の集合で，胎生早期に発生する先天異常である．好発部位は80～85%が天幕上にあり，中大脳動脈流域に多い．好発年齢は動脈瘤に比較しやや若く20～40歳代である．発症の形式はAVMの破裂による出血か，けいれん発作である．AVMは静脈性出血のため動脈瘤より出血の程度は軽い．神経症状は出血した脳実質の部位によって異なり，一般的に小さいAVMのほうが出血しやすく，けいれん発作は大きいAVMに多い．

AVMの診断は，脳血管撮影，MR，CTによって描出され診断確定される．MRIではT1およびT2強調像で，異常なナイダス（血管塊）は蜂の巣状の血管無信号域（signal void）を示

表 回復期リハビリの入院経過と各種検査値の経過

	1W	2W	3W	1ヵ月	2ヵ月
MMSE	28/30 点	—	—	—	—
Kohs 立方体	119/131 点	—	—	131/131 点	—
HDS-R	25/30 点	—	—	—	—
FAB*	18/18 点	—	—	—	—
線分末梢	陰性	—	—	—	—
線分二等分線	陰性	—	—	—	—
WAIS-R 言語性 IQ 動作性 IQ 全検査 IQ	— — —	— — —	111 94 104	— — —	— — —
TMT-B**	—	—	2 分 25 秒	1 分 42 秒	1 分 33 秒
三宅式	無関係正答 0	無関係正答 9	無関係正答 10	—	—
かなひろいテスト	—	—	—	誤り 7	誤り 0

*FAB：frontal assessment battery，**TMT-B：trail making test-B

し，流出静脈および流入動脈は棒状の血管無信号を示す．CT では AVM は，高吸収域と低吸収域の混在，または等/高吸収域を示すことが多い．AVM は血管壁在性血栓や周囲のグリオーシス内に石灰化がみられ，CT 上，点状または不規則高吸収域として描出される．AVM 破裂により出血を合併すれば AVM 周辺に出血による高吸収域を認める．脳血管撮影では，動静脈間に直接吻合があり，動脈相の時期に静脈像が造影され，同時にナイダスがみられる．AVM の出血は 1 年に 2～3％とされているが，いったん出血すると再出血の危険率は 20％で，加齢により再出血率が高くなるといわれる[1]．AVM の治療の基本は手術的全摘出術であるが，最近では AVM の大きさ，部位など手術危険度などを考慮して，定位的放射線外科療法や血管内治療などを組み合わせた治療が主流になっている[2]．

症例 1 は左側頭葉の AVM からの破裂により脳実質内出血を合併した症例である（図 1）．AVM の大きさ，部位，流入・流出静脈などの関係から手術適応と考えられ，新たな神経障害を残さず安全に手術的に全摘出された．神経学的には右不全片麻痺は軽度で，感覚性失語症が主体であった．急性期よりリハビリを開始し，回復期リハビリの 1ヵ月後では，歩行は屋外を含め自立となり，ADL も良好となった．回復期リハビリの中心は ST による言語療法であった．初期には言語理解力の低下や表出面での顕著な喚語困難，語性錯語や迂言がみられたが，3ヵ月後には言語理解，表出の両面での改善がみられ，実用コミュニケーション能力検査でも自立レベルにまで回復した（図 2）．

症例 2 は，右後大脳動脈の分枝から血流を受ける AVM で，これによる破裂が原因で右側頭後頭葉に大きな脳出血，右側脳室・第 3 脳室出血および右急性硬膜下出血を起こした症例である（図 3）．手術的に AVM の全摘出術および脳内血腫除去によって予後良好の経過を示した．回復期リハビリ介入時は，記銘力低下が重度で，見当識障害を認めたが，特に運動麻痺，失調，感覚障害はみられなかった．約 1ヵ月間のリハビリによって記銘力，見当識は改善し，WAIS-R の IQ は 104，FIM125/126 点になった（図 4，表）．

〔文 献〕

1) Graf CJ, Perret GE, Torner JC : Bleeding from cerebral arteriovenous malformations as part of their natural history. J Neurosurg 58 : 331-337, 1983
2) Deruty R, Pelissou-Guyotat I, Mottolese C, et al. : The combined management of cerebral arteriovenous malformations. Experience with 100 cases and the literature. Acta Neurochir (Wien) 123 : 101-112, 1993

7 くも膜下出血（破裂脳動脈瘤）

症例 1 52歳，女性．くも膜下出血，左中大脳動脈瘤

仕事中突然激しい頭痛が出現し受診．意識 JCS 1点，発汗著明，血圧 172/109 mmHg，脈拍 78/分，四肢運動・知覚に著変なし．
既往歴：後頭蓋窩脳動脈瘤．

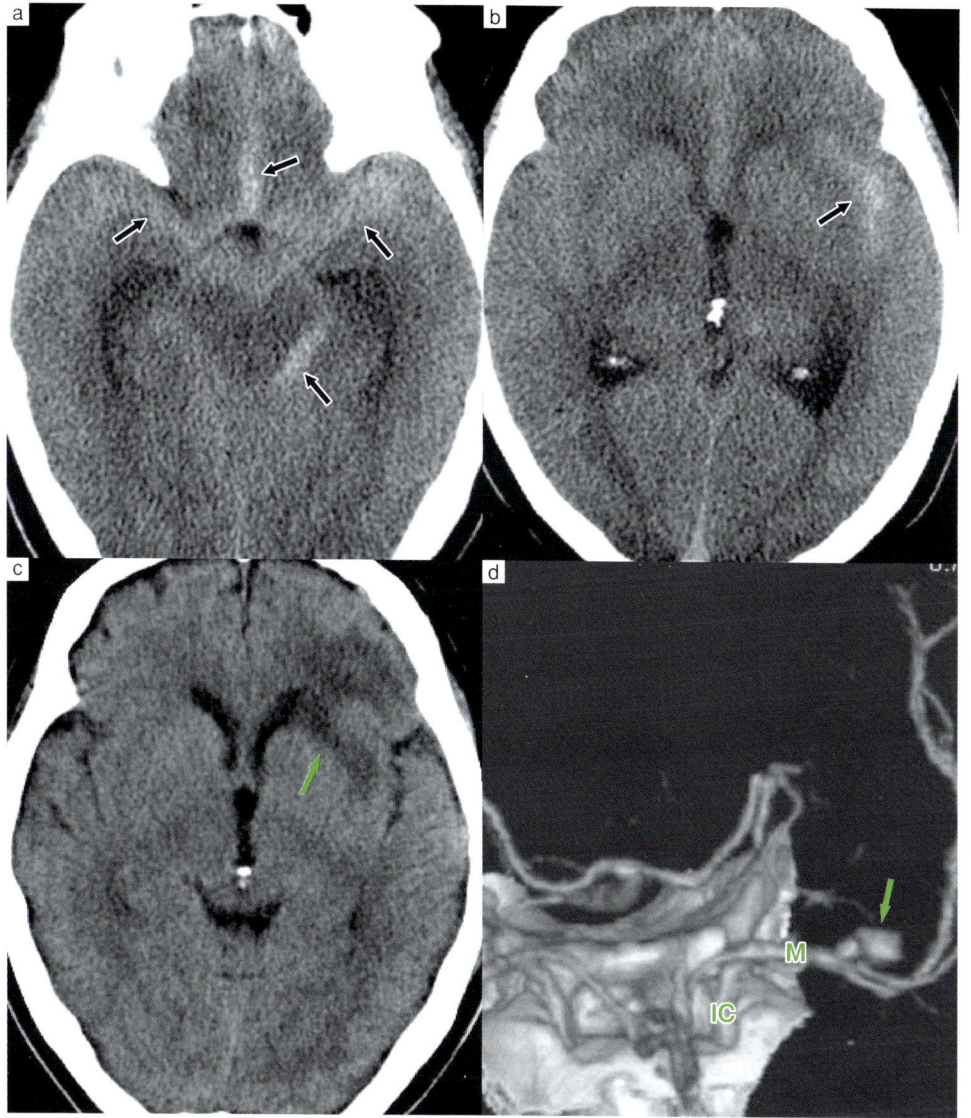

図1
a, b：発症当日のCT
c：発症45日目の急性期病院退院時のCT
d：発症当日の3D-CT

a, bでは脳底槽，シルビウス裂，半球間裂などに左優位にSAH（subarachnoid hemorrhage：くも膜下出血）を認める（➡）．

cでは左前頭葉内に脳血管攣縮と一部は動脈瘤の出血の影響による低吸収域（➡）がみられた．

dでは矢印（➡）は左中大脳動脈瘤を示す．Mは左中大脳動脈，ICは左内頸動脈を示す．

急性期の病状・リハビリテーションの経過

入院時のCT（図1a, b）では左側に強いくも膜下出血（SAH）がみられ，3D-CT（図1d）によって左中大脳動脈瘤と診断された．発症2日目に手術（開頭クリッピング，外減圧術）が施行された．術後のCTによって手術直前に起こったと思われる動脈瘤再破裂による左前頭葉内出血と部分的な脳室内出血が確認された．術後6日目の血管撮影によって血管攣縮を認めた．意識はJCS3点に低下，左不全片麻痺が持続し，発症21日目にはCT上水頭症と診断され，L-Pシャント（lumbo-peritoneal shunt：腰椎腹腔短絡術），頭蓋形成術が行われた．

発症（入院）7日目より理学療法を開始した．初期には覚醒は低く，リハビリはギャッチアップを60～90度，および介助による端座位訓練を中心に行った．発症22日目からはPTに加えOTを開始し，刺激入力とADL動作練習を中心に行い反応は少しずつ改善をみた．25日目ごろから介助で立位訓練，33日目からは介助歩行訓練が可能となった．発症45日目に回復期リハビリ病院へ転院となった．

回復期リハビリテーション

＜理学・作業療法＞

1 入院時評価

身体機能面では四肢・体幹の筋力低下があり，頸部・体幹可動域制限が強くみられた．感覚障害はなく，Brunnstrom stageは右上肢・手指・下肢においていずれもⅥであった．立ち上がり・立位は支持物の使用で軽介助から監視レベルであった．歩行は，サークル歩行により軽介助で連続30 m程度可能であったが，耐久性は低かった．10 m歩行速度は14.8秒であった．

日常生活においてコミュニケーションは可能だが，HDS-Rは19/30点で，見当識，短期記憶の低下がみられた．FAB（frontal assessment battery：前頭葉評価バッテリー）では13/18点で語の流暢性，運動プログラミングの項目で低下

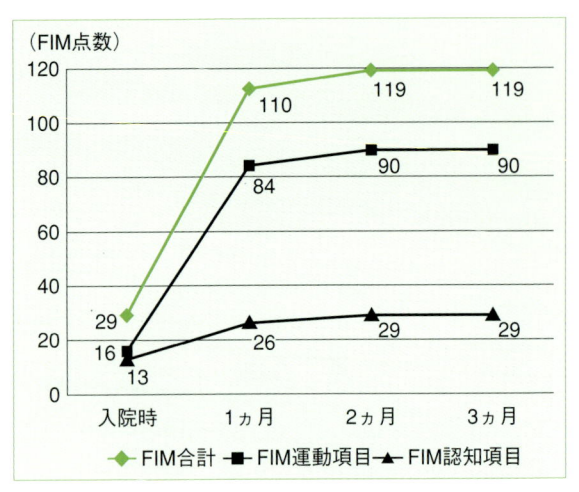

図2 回復期リハビリ入院後の経過とFIMの推移

がみられた．

ADLに関しては動作能力は高いが，易疲労性が強く，自発性低下，注意の持続低下を認めた．FIMは29/126点（運動項目16点，認知項目13点）で（図2），初期評価時はほとんどの項目で介助・口頭指示が必須であった．

2 リハビリテーションの治療目標・計画

- リハビリ治療計画では，四肢の可動域改善，四肢の筋力強化，立位・歩行のバランス能力・耐久性向上とした．
- リハビリの短期目標は，独歩・セルフケア自立を目標．
- 長期目標は，屋外独歩自立・APDL（activities parallel to daily living：生活関連動作）自立とした．

3 リハビリテーションの治療経過（図2）

3週：介入当初から積極的なサークル歩行訓練を行い，2週目にはシルバーカーによる歩行が病棟内自立となった．FBSは43/56点であった．病棟生活のなかで積極的に歩行を導入したため，自発性低下は残存するも耐久性や活動量の増加がみられた．

1ヵ月：身体機能面では体幹可動域，筋力の向上がみられた．FIMは110/126点（運動項目84点，認知項目26点）と大きく改善した（図2）．歩行は，FBSで45/56点となったが，体幹可動域制限は残存し，体幹立ち直り反応は乏しくT字杖を使用しての自立となった．階段昇降訓練も

開始し，手すり使用により監視レベルとなった．1ヵ月半後には連続150mの独歩も監視レベルで可能になった．

記銘力の低下はみられたが，病棟生活では入浴以外のセルフケアは可能であった．

2ヵ月：依然頸部，体幹に屈曲・回旋動作の可動域制限が残存したが，日常生活には大きな支障はなかった．院内ADLは昼夜ともに独歩で自立となった．記憶は改善したが，FABは変化しなかった．また，APDL訓練の導入を積極的に行った．

3ヵ月：独歩は自立し，階段昇降も手すりを使用せず，床上動作も自立となった．調理は手順の認識や注意機能は保たれており，安全に遂行可能であった．また，買い物の段取りや計算も可能であり，APDLは自宅において可能なレベルとなった．また，HDS-Rは26/30点，FABは16/18点に改善し向上がみられた．FIMは119点，10m歩行速度は13.0秒，屋外歩行は10分と改善を認めた．

症例2 51歳，男性．くも膜下出血，前交通動脈瘤，くも膜下出血後水頭症

空き缶の回収中に突然卒倒し救急搬入後入院．入院時意識JCS 200点，便失禁あり．瞳孔不同はないが，対光反射は遅鈍，四肢の自発運動なし，血圧190/90mmHg，自発呼吸18/分，O₂sat 98％．既往歴：著変なし．

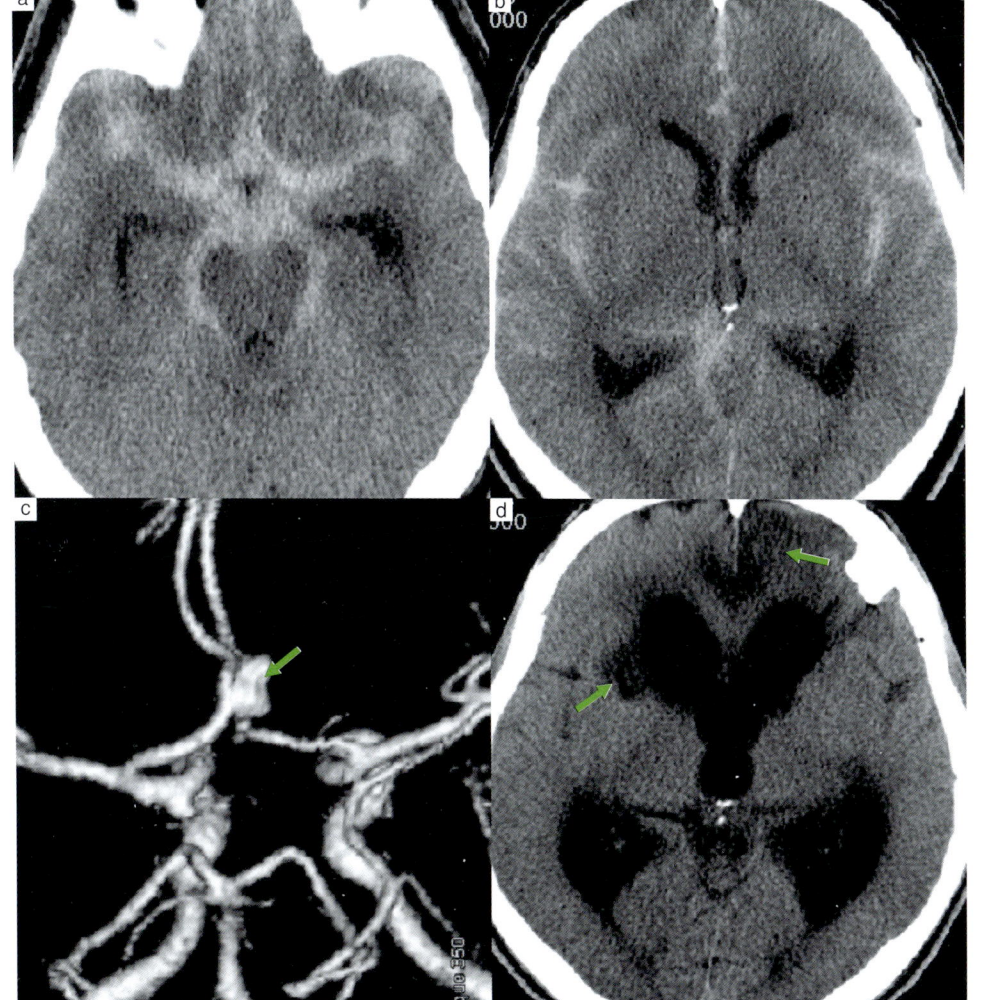

図3
a, b：入院時の頭部CT
c：入院時の3D-CT
d：発症6ヵ月後（回復期リハビリ病院へ転院約4ヵ月後）の頭部CT

a, bでは脳底槽，シルビウス裂，半球間裂などに左右差なく広範囲にSAHを認めた．

c, dはくも膜下出血の原因となった前交通動脈瘤（➡）を示す．

dでは両側性の著明な脳室拡大を示し，SAH後水頭症を呈した．左前頭葉底部および右尾状核には低吸収域（➡）を示した．

急性期の病状・リハビリテーションの経過

入院時のCTでは左右差のない広範なSAHを認め，3D-CTによって前交通動脈瘤が確認された．画像，病状からFisher 3群，Hunt & Kosnik grade 4と診断され，入院2日目に前交通動脈瘤に対し開頭クリッピングが施行された．術後脳血管攣縮と手術操作などの影響によりCT上左右前頭葉に低吸収域を認め，意識は2～3点，右不全片麻痺（MMT3～4）を合併したが，やや改善傾向を示した．

リハビリは入院6日目（術後5日目）よりPTを開始した．リハビリは関節可動域訓練，起居動作・座位の基本動作訓練，整容のADL訓練を行った．リハビリ介入当初は覚醒状態は低く，初期評価はすべて全介助状態であった．脳血管攣縮や発熱も持続し，右片麻痺を認めたが，入院16日後には状態はやや安定し，OTも併用継続した．最終的には基本動作（起居～立位）は全介助であったが，ADLは食事，整容が一部介助となった．その他はすべて全介助で，入院54日目に回復期リハビリ病院へ転院となった．

回復期リハビリテーション

＜理学療法・作業療法＞

1　入院時評価（表，図4～6）

リハビリ開始時，傾眠傾向であり，動作レベルは座位が軽介助，その他の動作はすべて全介助であった．身体機能面において，Brunnstrom stageは上下肢・手指ともにⅤ以上であり，四肢・体幹の筋力低下，また両肩関節に軽度可動域制限を認めた．ADLはすべての項目で介助を要し，尿・便意もあいまいであった．その後も4ヵ月が経過したが，自発性は乏しく動作レベルは，寝返りが軽介助から監視レベルであった．起き上がりは一部介助，座位は監視，立ち上がりは軽介助，立位・歩行は全介助の状態で入院時と比べ大きな改善は認めなかった．その後，V-Pシャント施行のため一時転院となった．

再入院時：V-Pシャント後にリハビリ再開となった．リハビリ再開始時の基本動作は，ベッド上動作は監視，立ち上がり・立位は軽介助であった．身体機能面は前回同様，Brunnstrom stageは上下肢・手指ともにⅤ以上であり，四肢・体幹に筋萎縮・筋力低下を認め，両肩関節には軽度の可動域制限を認めた．ADLは食事・整容が見守り，更衣・トイレ動作は軽介助，清拭・入浴が全介助，尿・便意はあいまいであった．FIMは53/126点で低値であった．

2　リハビリテーションの治療目標・計画

＜理学療法＞
- リハビリ再開後，前回入院時に比べ覚醒度は高かったが，指示入力はまだ乏しい状態であった．リハビリは細かい指示は避け，座位・立位のバランス・動作訓練を中心に行い，基本動作，ADLの向上を図った．
- 耐久性の向上および動作介助量の軽減を目的にリハビリを進めた．

＜作業療法＞
- 関節可動域訓練，座位・立位バランス訓練．
- ADL訓練を行い，認知能の向上，ADLの介助量軽減を図る．

3　リハビリテーションの治療経過（表，図4～6）

1ヵ月：前回の入院中と異なり覚醒が高く，HDS-Rは15/30点，FABは14/18点であり，移動においては1週間後までにサークル歩行器を使用し軽介助となった．2週後にはT字杖による歩行が軽介助となり，3週後には耐久性の向上を図るためエルゴメーターを開始した．1ヵ月後，階段昇降は軽介助で可能となり，ADLは食事が自力摂取可能となった．

2ヵ月：FABは18/18点と向上し（図6），T字杖歩行は監視で可能となった．ADLは下衣の着脱が軽介助となった．

3ヵ月：耐久性の向上もみられ，階段昇降は監視となり，ADLはトイレ動作が監視となった．しかし，動作レベルの向上は認めたものの，見当識・記銘力障害が強く院内移動の自立は困難であった．

4ヵ月：HDS-Rは22/30点とリハビリ開始時に比べ向上した（図5）．ADLは入浴，更衣が軽

表 V-Pシャント後再入院後の経過と基本動作の推移
（歩行：2週後よりT字杖使用）　　―：変化なし

	再入院時	2週	1ヵ月	2ヵ月	3ヵ月
寝返り	監視	―	―	自立	―
起き上がり	監視	―	軽介助	自立	―
座位	監視	―	―	自立	―
立ち上がり・立位	軽介助	―	―	監視	自立
歩行	軽介助	―	―	監視	―
階段	未施行	―	軽介助	―	監視

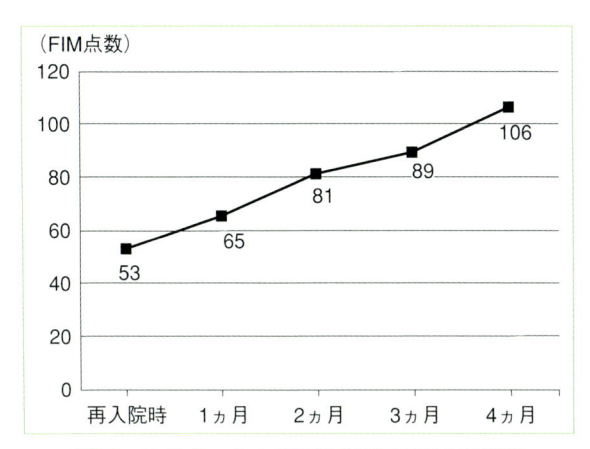

図4 V-Pシャント後再入院後のFIMの推移

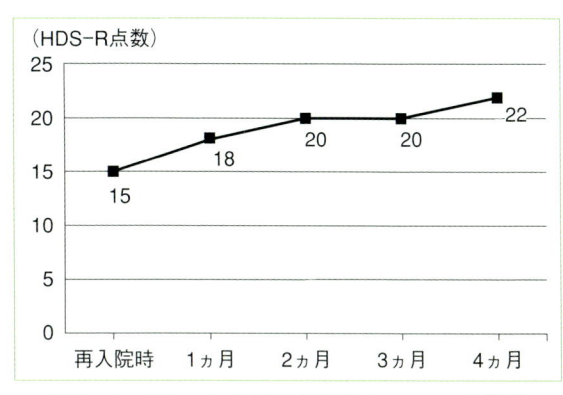

図5 V-Pシャント後再入院後のHDS-Rの推移

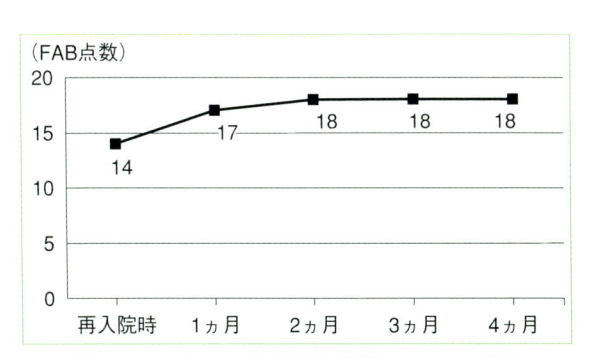

図6 V-Pシャント後再入院後のFABの推移

介助となり，FIMは再入院時53から106/126点に著明に改善し退院となった（図4）．

解説

SAHは通常，突発性の激しい頭痛で発症し，嘔吐やめまいを伴うことも多い．しかし，より重症な場合は突発性の意識障害として発症する．SAHの診断にはCT検査が必須で，その所見は鞍上槽，迂回槽，シルビウス裂や脳表くも膜下腔に出血による高吸収域が認められ容易に診断できる．SAHの初期には高吸収域であるが，その後1週以降の経過では，等吸収域から低吸収域へと変化するため診断が困難となることもある[1]．読影に熟練すれば頭部MRIによっても診断可能である．外傷以外のSAHの原因の75%は脳動脈瘤破裂で，5～10%が脳動静脈奇形破裂といわれる．その原因病態は，MRA，3D-CTA，脳血管撮影によって診断できる．脳動脈瘤破裂によるSAH後に起こる主要な病態としては，再出血（再破裂），脳血管攣縮，水頭症がある．予後不良に影響する因子としては，高齢者，発症時に重篤な神経症状を有する症例，び慢性の脳血管攣縮，大きな動脈瘤，異常高血圧などが挙げられる[2]．脳血管攣縮はSAH後3～21日目に多く，発生すると血流障害により脳梗塞と類似した病態が起こ

る．SAH 後に 8～20％の頻度で水頭症が合併し，歩行障害，精神障害，尿失禁などが出現しリハビリの阻害因子となる．しかし，これはシャント手術により高率に改善が見込まれる．

症例 1 は，頭痛で発症した中大脳動脈瘤破裂による SAH 例である（図 1）．術後に軽度の脳血管攣縮と水頭症の合併がみられ，L-P シャントを施行し回復期リハビリ病院へ転院となった．転院後初期には運動機能および ADL は不良であったが，約 3 ヵ月間のリハビリにより歩行は独歩自立，FIM は 29 点から 119 点まで改善した（図 2）．

症例 2 は，突然の意識障害で発症し，CT では広範囲に中等度以上の SAH がみられ，3D-CT によって前交通動脈瘤と診断された（図 3 a, b, c）．開頭クリッピング手術後に脳血管攣縮と手術操作などにより前頭葉に障害を認め，意識レベル 2～3 点，右不全片麻痺の状態で回復期リハビリ病院へ転院した．転院後も覚醒不良で起立や ADL は全介助状態が続いたが，CT の結果，水頭症が確認され（図 3 d）V-P シャントが行われた．V-P シャント後からは明らかに運動機能，ADL ともに徐々に改善した．シャント手術 3 ヵ月後には見当識・記銘力障害は残存したが，歩行は階段昇降を含め監視レベルとなり，ADL も 106/126 点にまで改善した（表，図 4, 5, 6）．

〔文　献〕

1) 宮上光祐：わかりやすい脳脊髄の MR・CT，診断のポイントと症例集．新興医学出版社，東京，pp75-77, 2004
2) 棚橋紀夫：くも膜下出血．日本医師会雑誌臨時増刊 110 (5)：234-241, 1993

8 脳梗塞，内頸動脈閉塞

症例1 68歳，男性．心原性脳塞栓（右中大脳動脈領域），
心房細動，右内頸動脈閉塞

　早朝自宅で倒れているところを発見され救急搬入される．入院時意識JCS2点，左片麻痺（MMTは上肢は1/5，下肢は1/5），構音障害，右への共同偏視を認め，血圧169/96mmHg，脈拍91/分，不整，体温37.3℃，SpO_2 98%であった．

　既往歴：高血圧，心房細動，脳梗塞（60歳）．

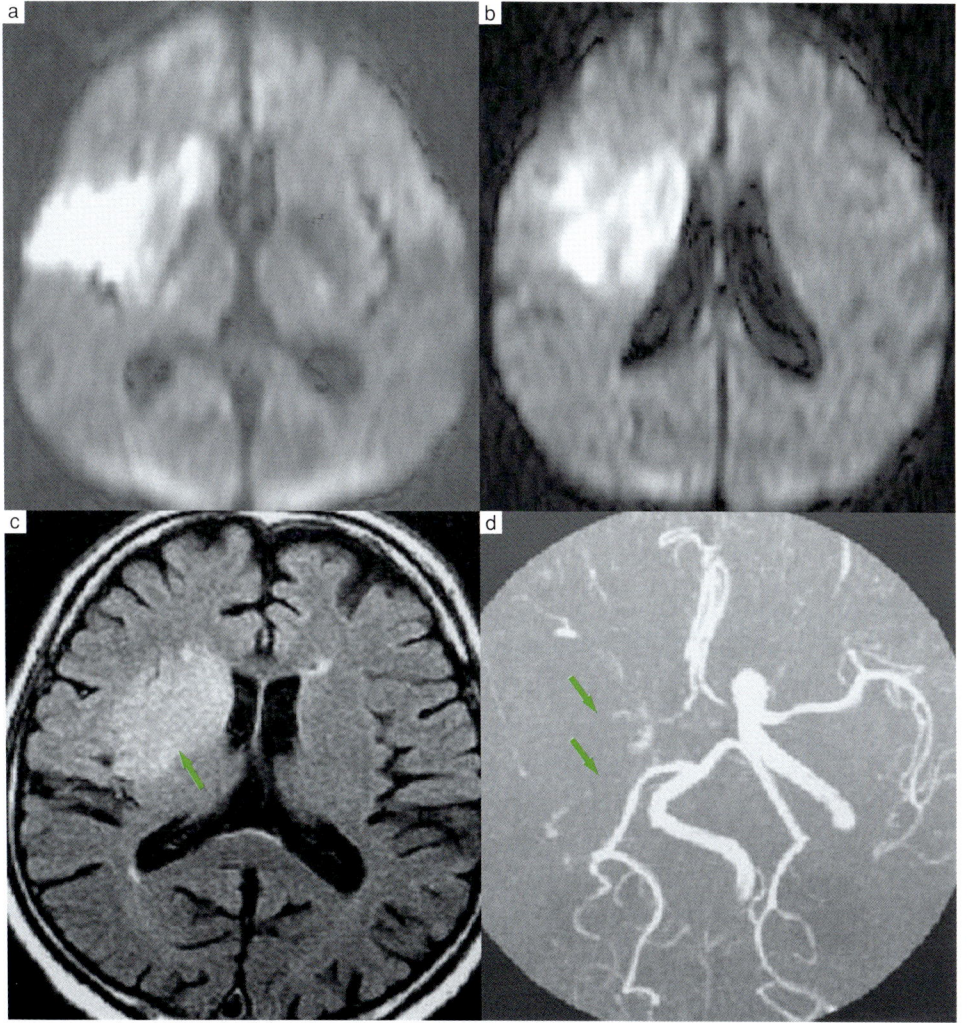

図1
a, b：MRI(DWI)
c：MRI(FLAIR)*
d：MRA

　a, bでは，右大脳の中大脳動脈領域において高信号像を示している．
　cではDWIよりきわめて淡い高信号像（➡）と局所の浮腫による右シルビウス裂の消失を示した．
　dでは，右内頸動脈および右中大脳動脈は描出されていない（➡）．

＊ FLAIR（fluid attenuated inversion recovery：反復回復法）

● 各論

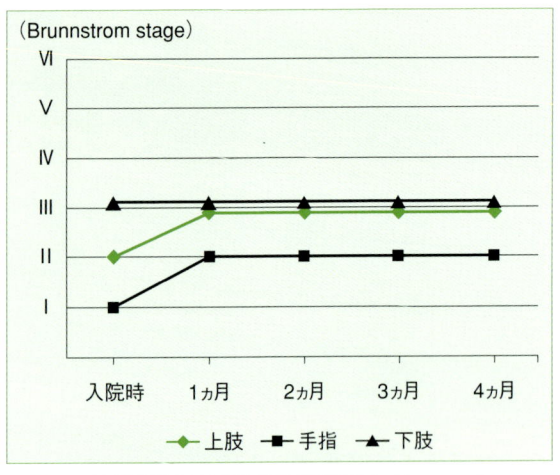

図2　回復期リハビリの入院経過とBrunnstrom stageの推移

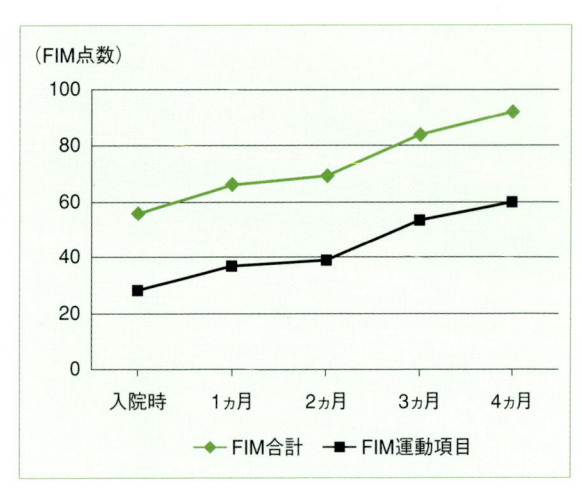

図3　回復期リハビリの入院経過とFIM合計，運動項目の推移

急性期の病状・リハビリテーションの経過

ワーファリンの内服と脳保護剤のラジカットの点滴注射による保存的治療を行った．

リハビリは入院2日目よりPT，OTを開始した．左片麻痺は重度でリハビリ初期には，麻痺側の認知度がかなり低くpusher症候群が著明にみられた．また麻痺側下肢の随意性・支持性が低く，振り出しと膝折れに対しての介助を要し，起き上がり・立ち上がり・歩行時に軽介助を要した．入院2週後の急性期病院退院ごろには，左麻痺側への認知度は向上し，車いす駆動も見守りで可能となった．静的座位は監視で可能であったが，動的座位は不安定であり，トイレ動作も不可で，ベッド上での尿器使用も一部介助を要した．

回復期リハビリテーション

＜理学療法・作業療法＞

1　入院時評価（図2，3）

コミュニケーションは良好でリハビリに対する意欲もみられた．Brunnstrom stageは上肢Ⅱ，手指Ⅰ，下肢Ⅲを呈していた．左上下肢の感覚はともに表在知覚は重度鈍麻，深部知覚が中等度鈍麻であった．基本動作は起居が一部介助，座位は見守り，立位が一部介助であった．歩行はAFOを使用し，平行棒内で一部介助により可能であった．FBSは5点で，きわめて転倒の危険性が高かった．ADLはFIM56点で，更衣・トイレ動作・入浴動作では重度の介助を要した（図3, 4）．HDS-Rは24点であった．線分抹消テストでは見落としはなかったが，車いす駆動時，左側の注意低下がみられた．移乗では，注意の低下が強く影響し中等度の介助を要した．

2　リハビリテーション治療目標・計画

- 短期目標として基本動作能力の向上を図り，ADL介助量軽減に繋げる．
- 長期目標は屋内移動・トイレ動作の自立とし，自宅退院をめざす．

3　リハビリテーションの治療経過（図2〜4）

1ヵ月：リハビリ開始時は，リハビリ訓練中，注意力が欠ける場面が多々あり，起居動作時に麻痺側上下肢の管理が不十分であった．Brunnstrom stageは上肢Ⅲ，手指Ⅱ，下肢Ⅲに改善した（図2）．起居は一部介助を要したが，静的座位は自立し，動的座位も可能となった．立位・歩行は4点杖・AFO使用で見守りとなった．移乗は軽介助であったが，ブレーキのかけ忘れや麻痺側下肢の管理など移乗の準備段階での介助が目立った．ADLはFIM66点であった．上衣の着衣動作では，左上肢の感覚障害の影響により，袖通しに介助を要した．

2ヵ月：立位での麻痺側下肢への荷重が増し，

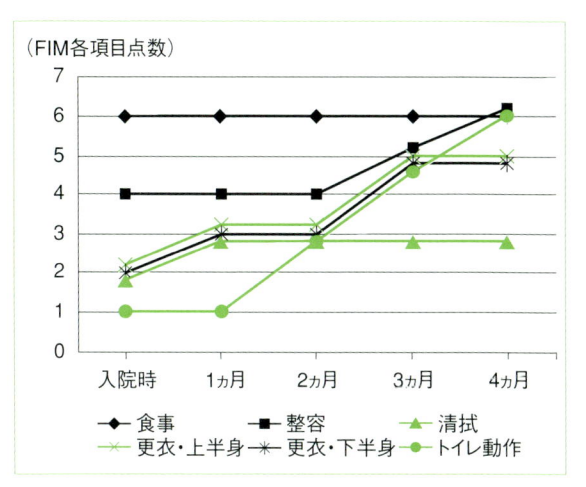

図4 回復期リハビリの入院経過とFIM各項目点数の推移

身体部位へのリーチにおいて安定性が得られてきた．その影響もあり歩行がAFO使用で，4点杖からT字杖により見守りで歩行可能となった．

ADLはFIM69点．排泄はトイレへ誘導し，下衣着脱動作の病棟内訓練を積極的に行った．

3ヵ月：Brunnstrom stageは上肢Ⅲ，手指Ⅱ，下肢Ⅲで不変であった．FBSは33点となり，ADLはFIM84点に改善した．トイレ動作は日中見守りで可能となったが，車いす操作・管理には依然として声かけが必要であった．更衣は上下衣ともに手順の説明を与えることで，見守りで可能となったが，20分程度の時間を要した（図4）．

4ヵ月：退院後の自宅復帰に向け，住宅改修，福祉用具の使用，社会資源の適応を行った．FBSは35点，ADLはFIM92点にまで改善した（図3）．独居のため手すりを設置し，屋内移動は4点杖による歩行と伝い歩きで自立となった．またトイレ動作も日中は，手すりを取り付け自立となった．更衣はヘルパーの介助下で行い，入浴はデイサービスでの利用とし，自宅退院となった．

症例2　65歳，女性．脳梗塞（右中大脳動脈領域），右内頸動脈閉塞

めまいとともに左片麻痺で発症し，起き上がれず救急搬入となった．入院時意識はJCS1〜2点，左片麻痺（MMT上下肢ともに0/5），左半身知覚障害，構音障害，右への共同偏視を認めた．血圧は157/103 mmHg，94/分，整，KT 37.1℃，SpO₂ 98%．

既往歴：特記すべきことなし．

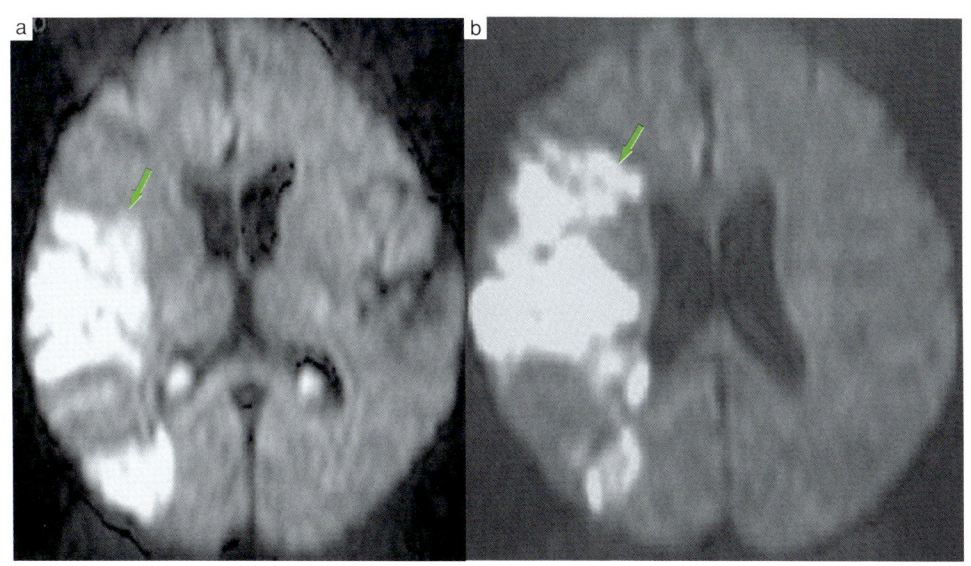

図5 a, b：MRI（DWI）

a, bでは，右中大脳動脈領域において広範囲にわたって高信号域の脳梗塞像を示す（→）．

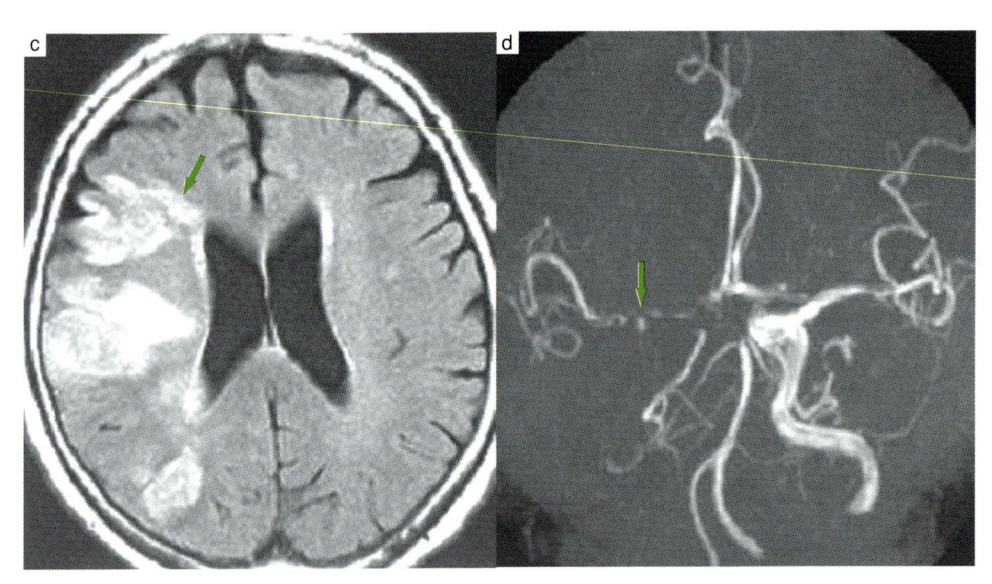

図5
c：MRI（FLAIR）
d：MRA

cではDWIとほぼ同一範囲に高信号像がみられた（➡）.

dでは，右内頸動脈の中枢側部分は描出されず，側副血行などにより細い右内頸動脈末梢の一部と中大脳動脈の狭窄（➡）とその末梢が部分的に認められた．

急性期の病状・リハビリテーションの経過

輸液を行い循環血液・血圧の維持に注意し，オザグレルナトリウム，エダラボンの点滴注入による保存的治療を行った．リハビリは入院4日目よりPT，6日目よりOTを開始．いずれも1回40分で，週6回施行した．初期評価では起居・座位・立位はいずれも一部介助を要し，移乗，歩行は全介助を要した．ADLは注意障害が強く，いずれも一部ないし全介助であった．徐々に左上下肢の随意性が向上し，リハビリ開始後26日目の回復期リハビリ病院への転院時には，立位・歩行は4点杖またはT字杖で，ふらつきを伴ったが監視レベルになった．トイレ動作も監視レベルで，更衣，入浴は一部介助となった．

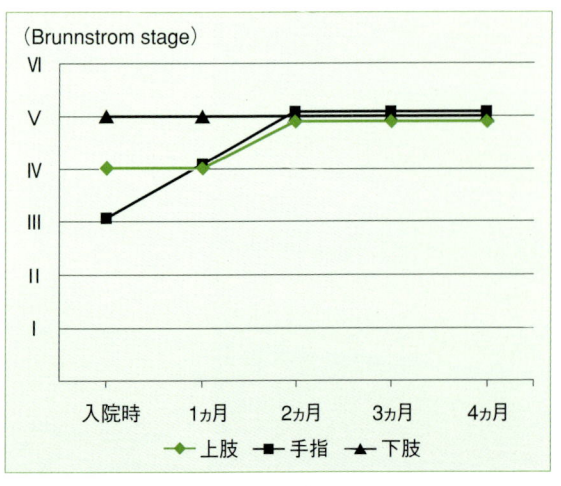

図6 回復期リハビリの入院経過とBrunnstrom stageの推移

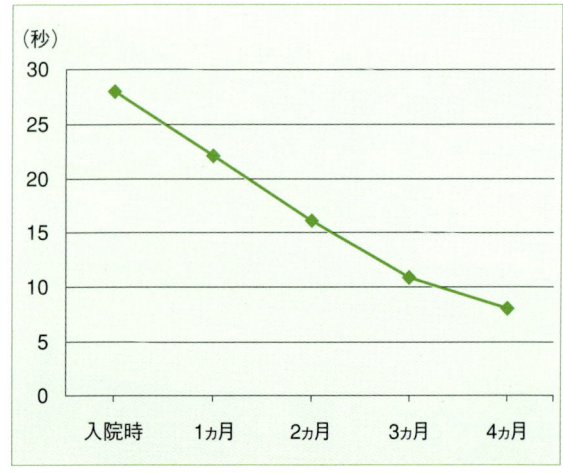

図7 回復期リハビリの入院経過と10m歩行速度の推移

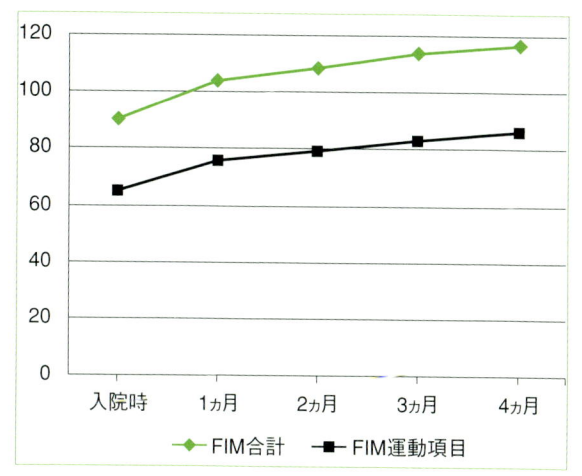

図8 回復期リハビリの入院経過とFIM合計，FIM運動項目の推移

回復期リハビリテーション

＜理学療法・作業療法＞

1　入院時評価（図6～8）

身体機能面では意識状態は良好で簡単な指示理解は可能であった．左片麻痺のBrunnstrom stageは上肢Ⅳ，手指Ⅲ，下肢Ⅴであった．感覚は麻痺側において表在・深部感覚が中等度鈍麻であった．

高次脳機能面では線分抹消・二等分線テストでは左側の見落としがあった．また，TMT-Aは6分12秒であり，左半側空間無視と注意障害（特に配分）を認めた．

基本動作・歩行面では基本動作としてベッド上動作自立．座位保持自立．立位保持も自立レベルであった．歩行はT字杖歩行にて動揺やつまずきが認められ，10m歩行速度は28秒であった．歩行の安全性を評価するFBSは42点で，歩行補助具を使用するほうが安全であった．半側空間無視や注意障害があるため病棟での移動は監視とした．

ADL面では食事・整容・トイレ・入浴は監視にて可能．更衣・清拭は軽～中等度の介助を要した．FIMは90/126点であった．

2　リハビリテーションの治療目標・計画

リハビリ1ヵ月後の短期目標
- PTは，屋内でのT字杖による歩行の自立．
- OTは，高次脳機能障害の改善と上肢機能の向上とした．

リハビリ3ヵ月後の長期目標
- PTは，屋外でのT字杖による歩行が監視レベルで可能とした．
- OTは，屋内でのADL自立とした．

3　リハビリテーションの治療経過（図6～8）

1ヵ月：上下肢の随意性が向上し，Brunnstrom stageは上肢Ⅳ，手指Ⅴ，下肢Ⅴと改善した．歩行時の安定性も向上し，動揺やつまづきが減少した．屋内でのT字杖歩行は自立となり，10m歩行速度は22秒となった．座位バランスも向上し，更衣動作は介助を要するもののスムーズとなった．FIMは104点となった．

2ヵ月：手指の分離が進み，つまみなどの巧緻性が向上した．また握力も向上しBrunnstrom stageは上肢，手指がⅤとなり，補助手となった．歩行面では歩行時のつまづきがなくなった（図6）．FBSの得点は53点で，歩行の補助具が不要で転倒の危険もなくなった．屋内では独歩は自立し，10m歩行速度は16秒となった．高次脳機能面では注意力（TMT-A：2分46秒）も向上した．ADL面では更衣動作が口頭指示で行えるようになった．

4ヵ月（退院時）：頭部まで上肢のリーチは可能となり，入浴時，洗髪が可能となった．つまみや握りなどもさらに良好となり，食事では茶碗などを持ちながら摂取できるようになった．歩行面では屋外独歩も自立レベルとなり，荷物を把持しての歩行も安定していた．10m歩行速度は8秒となった（図7）．本人の上肢機能向上の望みが強いため，上肢機能改善や麻痺側での物品把持の訓練を導入した．日常生活動作は入浴のみが監視で，その他は自立となり，FIMは117/126点と高得点に改善した（図8）．

解説

脳梗塞とは，脳血管の閉塞・狭窄あるいはその

他の原因により脳血流が著明に低下し，不可逆性病変が生じたものをいう．神経症候は血管閉塞・狭窄の部位，閉塞のスピード，梗塞の大きさ，側副血行の程度で決まる．症候は片麻痺がもっとも多く，半身感覚障害，時に失語，失行，同名半盲を示す．主な脳梗塞の原因は脳血栓症と脳塞栓症である．脳血栓症は発症が比較的緩徐で段階的に進行し，側副血行ができることも多い．これに対し脳塞栓症は発症後数分以内に症候が完成し，塞栓源となる心房細動や心疾患を合併していることが多い[2]．内頸動脈閉塞では，中大脳動脈閉塞と類似した症候を示すが，その程度は側副血行により重篤なものから無症候まで種々である．診断は，発症早期の約3時間後よりMRI（DWI：diffusion weighted image 拡散強調像）で高信号像（白）として描出され，主要動脈の閉塞・狭窄血管はMRAによって判定できる．

発症後しばらくは梗塞中心部の周囲に虚血性ペナンブラと呼ばれる生存部位があり，脳梗塞の治療はこれらの生存維持，脳梗塞の増悪，再発予防にある[1]．具体的治療として，急性期はできるだけ降圧剤を使用せず血圧を維持，呼吸管理，脳浮腫の軽減に努める．発症3時間以内であればt-PA（tissue plasminogen activator：組織プラスミノーゲンアクチベーター）の使用，その他の急性期治療として，オザグレルナトリウム（トロンボキサン合成酵素阻害薬），アルガトロバン（トロンビン阻害薬），エダラボン（脳保護薬）などを用いる．

症例1は，心房細動を伴った心原性脳塞栓で，右内頸動脈閉塞により右中大脳動脈領域に脳梗塞を発生した（図1）．症候としては重度の左片麻痺が主体であったが，積極的なリハビリ治療により退院時には，AFO装着，4点杖使用により歩行は自立となった．一方，ADLもトイレ動作は自立となり，ヘルパーの介助，デイサービスの利用などにより独居生活が可能となった（図4）．FIMは回復期リハビリ開始時には56点であったが，退院時は92点まで改善した（図3）．

症例2は，症例1と同様に右内頸動脈閉塞による脳梗塞であるが，心房細動の合併のないアテローム血栓性脳梗塞と思われる症例である（図5）．中大脳動脈領域の梗塞で，重度の片麻痺，軽度の構音障害，左半側空間無視，注意障害を伴う高次脳機能障害を認めた．急性期では立位が一部介助，歩行は全介助状態であったが，回復期リハビリなどの治療により，退院時（発症約5ヵ月後）には歩行は屋内，屋外ともに独歩自立となった．上肢機能も改善し，つまみやにぎりが良好となり，洗髪も可能となった．高次脳機能面での注意力も向上し，ADLは，回復期リハビリ入院時のFIMが75点に対し，退院時は117点に改善し予後良好となった症例である（図8）．

〔文　献〕

1) 篠原幸人：脳血管障害．(1)脳梗塞．脳血管障害の臨床．福内靖男，他編，日本医師会誌特別号 125(12)：218-224, 2001
2) 高嶋修太郎：心原性脳塞栓の病因と臨床像．Nippon Rinsho suppl 64(増刊号8)：166-170, 2006

9 脳梗塞，右中大脳動脈閉塞

症例 78歳，男性．脳梗塞，右中大脳動脈閉塞

自宅の浴室内で動けなくなっているのを隣人が発見し，救急搬入入院となる．入院時，意識 JCS 2点，左片麻痺 MMT 2/5，構音障害，左空間無視あり．血圧 134/73，脈拍 80/分，心電図：上室性期外収縮（＋），心房細動（－）．

既往歴：不整脈（＋），高血圧（＋），前立腺肥大．

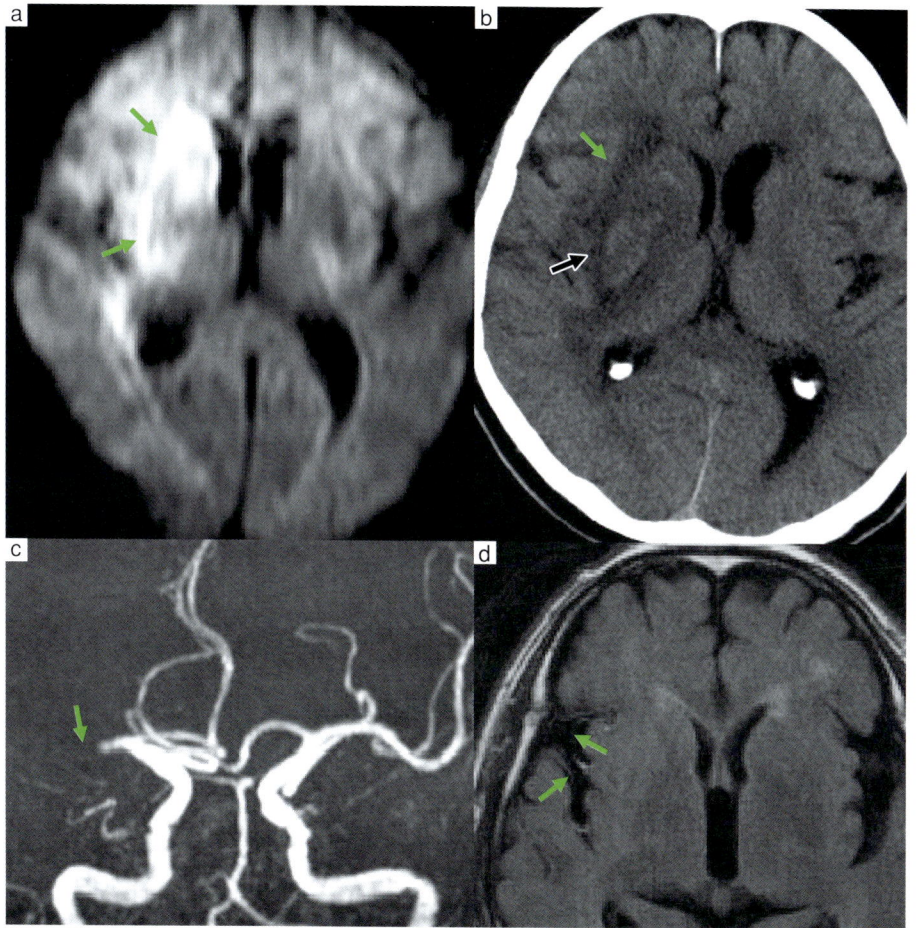

図1
a：入院時 MRI（DWI）
b：入院 14 日目の単純CT
c：入院時 MRA
d：入院時 MRI（FLAIR）

a の入院時 MRI（DWI）では，右中大脳動脈領域の基底核部を中心に脳梗塞による不規則な高信号域を認めた（➡）．

入院時単純 CT では明らかな異常を認めなかったが，b の入院 14 日目の CT では基底核部の DWI で高信号域にほぼ一致する部位に低吸収域（➡）があり，内部に出血による等〜やや高吸収域の混在を認めた（➡）．

c の MRA では右中大脳動脈起始部（M1）で閉塞所見を認めた（➡）．

d の FLAIR 画像では中大脳動脈閉塞のためシルビウス裂内の中大脳動脈は，閉塞のため flow void にならず高信号像を示した（➡）．

急性期の病状・リハビリテーションの経過

MRから右中大脳動脈閉塞による脳梗塞と診断され，エダラボン（脳保護剤）の点滴とワーファリンの内服を開始した．治療開始後CT上脳梗塞範囲内に出血の混在を認め，出血性梗塞となり，左片麻痺，言語障害の増悪，左半身知覚障害がみられた．

入院3日目よりPT・OTを6回/週，20〜60分/回で開始，言語療法は5日目より開始した．当初端座位，立位でpusher症候群が見られ，介助量が多かった．移乗も中等度介助を要した．入院22日目（回復期リハビリ転院時）では端座位が監視で可能となったが，麻痺側上下肢の筋緊張亢進を示した．記憶力低下を認め，手順の理解は不十分であった．摂食・嚥下機能ではゼリーから開始し，全粥・刻み（とろみ付）の食事が可能になっている．構音障害は分離運動と発話スピードのコントロールの訓練をした．入院23日目に回復期リハビリ病院へ転院となった．

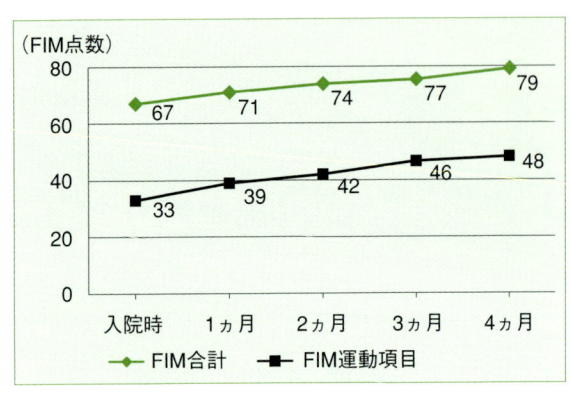

図2 回復期リハビリの入院経過とFIMの推移

回復期リハビリテーション

＜理学・作業療法＞

1 入院時評価

コミュニケーションは可能でリハビリに対する意欲はあるが，集中力に欠ける面があった．左片麻痺があり，麻痺側のBrunnstrom stageは上肢Ⅲ，手指Ⅱ，下肢Ⅲを呈した．感覚は麻痺側上下肢ともに表在・深部覚はともに中等度鈍麻を認めた．基本動作は起居・座位・立位がそれぞれ一部介助，移動は歩行が困難で，車椅子介助レベルであった．ADLはFIM67/126点（図2），食事・整容はセッティング等の介助が必要で，更衣・トイレ動作・移乗はほぼ全介助を要した．また元来，前立腺疾患の既往があり，入院時より自尿がなく，膀胱内カテーテルが留置されていた．高次脳機能では身体失認や半側空間無視，全般性注意障害がみられた．

2 リハビリの治療目標・計画

● 短期目標は基本動作能力の向上をめざす．
● 長期目標はADLの介助量の軽減，自宅への退院とした．

3 リハビリ治療経過

1ヵ月：Brunnstrom stageは上肢Ⅲ，手指Ⅱ，下肢Ⅳで，歩行は長下肢装具使用で全介助レベル，車椅子駆動は促しにて見守りとなった．ADLはFIM71点．食事・整容は見守りとなり，トイレ動作・移乗が一部介助レベルとなった．座位では動的バランスが持続しなかったため，更衣動作は全介助のままであった．

2〜3ヵ月：Brunnstrom stage，感覚障害はともに変化はみられなかったが，基本動作は動作の反復を行うことにより起居・座位・立位は見守りで可能となった．歩行はKAFOと4点杖を使用し，見守りで10mほど可能となった．FIMは77点．加点項目としては膀胱内カテーテルを抜去し，排尿管理は一部介助となった．トイレ動作に関しては動作の反復を行うも，注意散漫が著明で左下肢への荷重感覚が乏しく，転倒の危険性があり，下衣の上げ下げに介助を要した．

4ヵ月：歩行はAFOと4点杖を使用し，短距離ではあるが見守りレベルで可能となった．FIMは79/126点（図2）．加点項目としては手すり使用で階段昇降が，一部介助で可能となった．

言語療法

1 入院時評価

コミュニケーション面では理解，表出能力は保たれており，日常会話も簡単なやり取りは可能で，

疎通性も比較的良好な状態であった．しかし言語機能面では，運動障害性構音障害を中等度に認め，高次脳機能面では，左半側空間無視や注意障害がみられた．口腔構音機能は，左顔面神経麻痺，左舌下神経麻痺を呈しており，口唇や舌の運動範囲の低下と口唇の筋力低下，舌運動の巧緻性低下に伴い構音の歪みが認められた．プロソディー障害があり発話速度の上昇を認めた．会話明瞭度は2（時々わからない言葉がある）であり，発話の異常性の印象は2（あまり気にかからない）レベルであった．MPT（maximum phonation time：最長発声持続時間）は5.8秒で異常，blowingは10.4秒であった．

2　言語療法の治療目標・計画

治療目標としては，左顔面神経麻痺，左舌下神経麻痺の改善，発話明瞭度の改善とした．

治療計画は口腔訓練，構音訓練，筋力増強訓練，blowingとした．

3　言語療法の治療過程

1ヵ月：左顔面神経麻痺により安静時から流涎を認めた．口腔器官の機能訓練や筋力増強訓練，構音訓練とともに発話速度の調整を促し，口腔器官の運動機能改善と発話明瞭度の改善，流涎の軽減を図った．しかし，半側空間無視により麻痺側への気づきが少なく，運動範囲や流涎に大きな改善はみられなかった．

2～4ヵ月：安静時の流涎は徐々に軽減したが，運動時には時折みられた．口腔器官の運動範囲に大きな改善はなかったが，以前に比べ麻痺側への気づきはみられた．しかし，日常会話や構音訓練では，発話量が長くなるほど発話速度は上昇傾向にあり，明瞭度低下に影響を与えていた．声掛けにより速度の調整を図ったが，訓練時は可能でも，日常会話では障害を認めた．

5ヵ月：流涎は時折みられる程度に改善し，口腔器官の運動機能は口唇，舌ともに運動範囲は若干の拡大はみられたが，構音の歪み，発話速度の上昇は残存した．発話明瞭度は2（時々わからない言葉がある）レベルで，介入時から大きな改善はなかった．

解説

MRIのDWIはT2強調像より早期に脳虚血による組織障害（細胞性浮腫）の信号変化を検出できる．通常，DWIは，脳梗塞発症後1～2時間程度から高信号を示し早期診断上必須である[1]．中大脳動脈の閉塞では，FLAIR画像やT2画像では血管閉塞，または血流遅延によりflow void signは消失し，閉塞血管は黒い髄液腔内に白く描出される（図1d）．中大脳動脈の閉塞または狭窄も動脈硬化，塞栓などにより発生するが，中大脳動脈起始部の閉塞では内頸動脈と同様の症状を示し，臨床的には両者の鑑別は困難である．中大脳動脈閉塞の症状は内頸動脈閉塞と同様で，顔面だけの麻痺，上肢だけの麻痺，部分的同名半盲，失語，頭頂葉などの種々の巣症状のみの場合から，典型的片麻痺，感覚障害，同名半盲などがそろった例までいろいろである．中大脳動脈閉塞の原因として塞栓が血栓症の2倍で多く，塞栓例がより重篤で予後不良である．Yoshimotoら[2]の188例の中大脳動脈閉塞例の予後は不良で，元の職種に復帰できたのは20%であった．特に入院時の意識レベルの悪い例では予後不良であった．

本症例は，右中大脳動脈閉塞による脳塞栓が考慮された症例である（図1）．経過中出血性梗塞がみられ意識はJCS 2で，左片麻痺は重度となり，言語障害の増悪，左半身の感覚障害を認めた．回復期リハビリの入院時FIMは67と不良で，起居，立位も介助を要した．約4ヵ月間のリハビリを続け，歩行は装具使用で，4点杖で屋内の短距離歩行が可能となったが，ADLはFIM79/126点までで大きな改善は得られなかった（図2）．

〔文　献〕

1) Warach S, Gaa J, Siewert B, et al.：Acute human stroke studied by whole brain echo planar diffusion-weighted magnetic resonance imaging. Neurology 42：1717-1723, 1992
2) Yoshimoto T, Ogawa A, Seki H, et al.：Clinical course of acute middle cerebral artery occulusion. J Neurosurg 65：326-330, 1986

● 各論

10
脳梗塞（左前頭葉）

症例 58歳，男性．心原性脳塞栓（左前頭葉），心房細動，左前大脳動脈狭窄

右片麻痺，言語障害で倒れていたところを妻が発見し救急入院となった．入院時血圧 229/136 mmHg，脈拍 84/分，不整脈あり．神経学的には意識 JCS 3点，右片麻痺（MMT 1/5）あり．右半身感覚障害，運動性失語症（軽度）を認めたが，高次脳機能障害，情動障害はみられなかった．既往歴：脳梗塞2回（右脳幹梗塞，右被殻梗塞），心房細動．

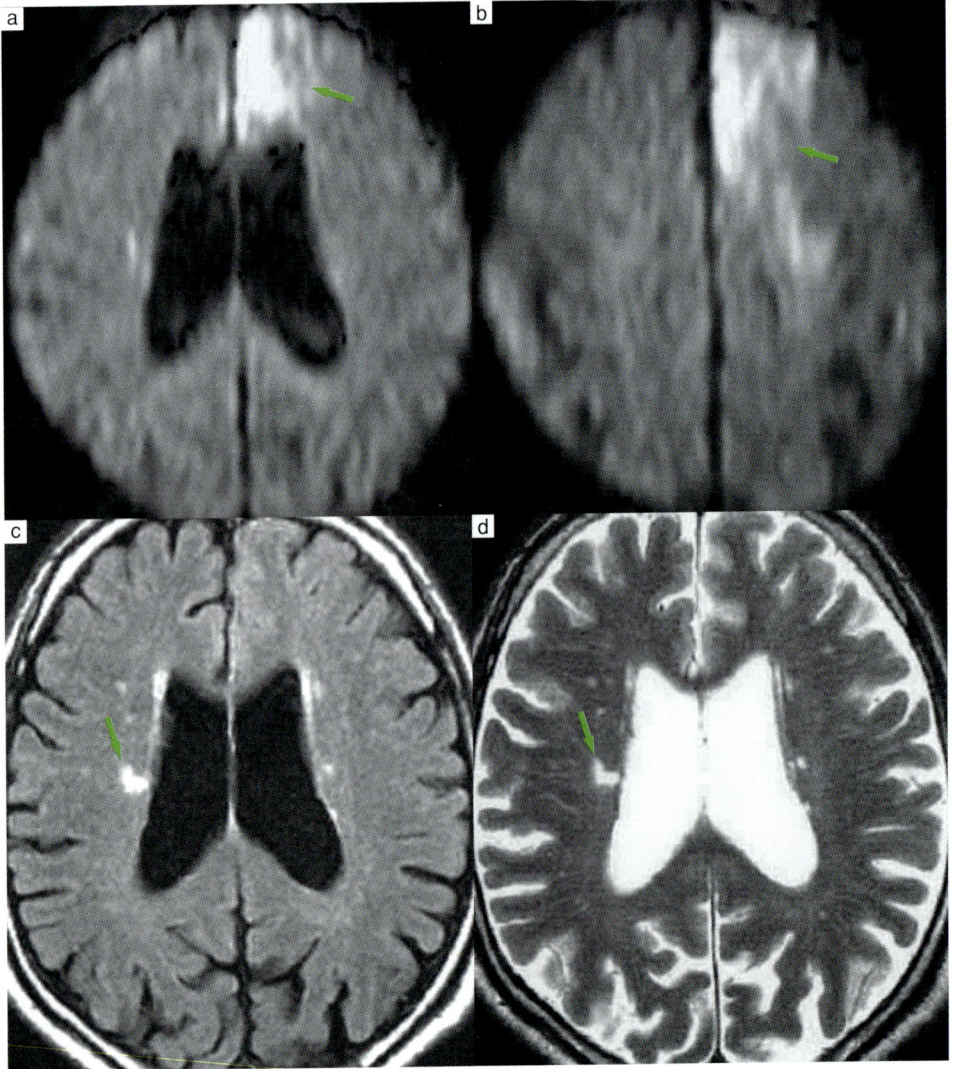

図1
a, b：発症当日のMRI（DWI：拡散強調像）
c：発症当日のMRI（FLAIR）
d：発症当日のMRI（T2強調像）

a, b では左前頭葉内側部に不規則で広範に高信号像を示し（➡），新しい脳梗塞病変と考えられた．

c, d では，まだ左前頭葉内側部に異常所見は認めず，新しい病変はみられなかった．矢印（➡）の右放線冠部の小さな高信号像は，陳旧性のラクナ梗塞を示す．

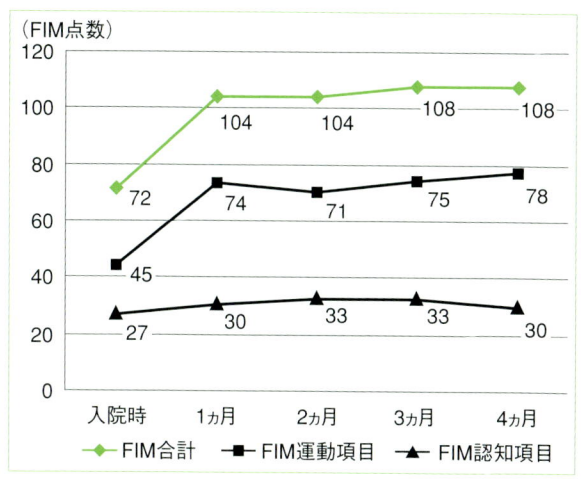

図2 回復期リハビリの入院経過とFIM合計，運動項目，認知項目の推移

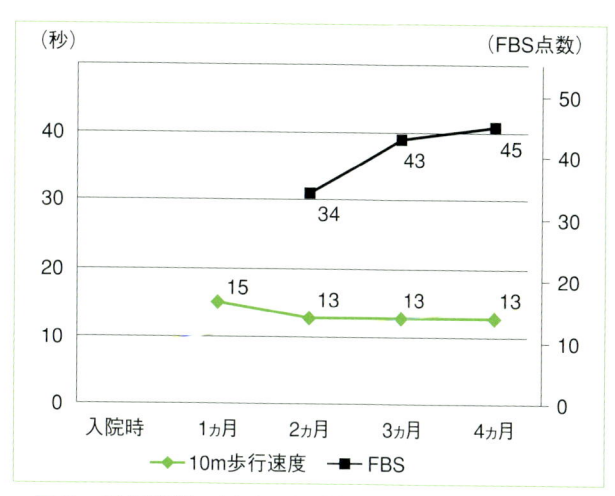

図3 回復期リハビリの入院経過と10m歩行速度とFBSの推移

急性期の病状・リハビリテーションの経過

MR画像では左前頭葉に脳梗塞がみられ，左前大脳動脈の著明な狭窄と内頸動脈，中大脳動脈の動脈硬化所見を認め保存的に治療した．入院後心房細動に加え徐脈（40台/分）を認めたのでペースメーカー植え込み術を施行している．転院時には右片麻痺はやや改善した．

入院4日目よりリハビリを開始した．リハビリはPT，OTを各40分/回，6回/週施行した．介入初期には右片麻痺のBrunnstrom stageは，下肢Ⅱ，上肢・手指はⅠで，座位，立位およびADLは全介助であった．入院49日目の回復期リハビリ病院への転院時ごろには右片麻痺はやや改善し，Brunnstrom stageは下肢Ⅱ，上肢はⅡ，手指はⅤとなった．座位，立位は見守り，移乗，トイレ動作は一部介助，歩行は全介助となった．

回復期リハビリテーション

<理学・作業療法>

1 入院時評価（発症53日目）（図2）

意識清明．身体機能面ではBrunnstrom stageは右上肢Ⅲ，手指Ⅴ，下肢Ⅳであった．右上下肢の粗大筋力の低下と体幹筋力低下を認めた，可動域制限に関しても体幹の可動性低下，右足関節の背屈制限を認めた．表在・深部覚は中等度の右半身知覚鈍麻を認めた．著明な高次脳機能障害はみられなかった．

ADLは，起居動作は自立．移乗動作，更衣動作，トイレ動作，移動，入浴はすべて介助レベルであった．立位での労作時には息切れが生じ，5分以上立位をとることは困難であった．歩行は4点杖使用により介助レベルで，5m程度の耐久性しかない状態であった．麻痺側の右上肢はほとんど使用せず，食事・整容等では左上肢を使用していた．FIMは72/126点（運動項目45点，認知項目27点）であった（図2）．

2 リハビリ治療目標・計画

- 短期目標として，1. 右上肢の機能改善と補助手を目標，2. 車椅子でのトイレ自立，更衣動作自立，3. 車椅子駆動での院内移動自立，4. 立位・歩行のバランス能力・耐久性向上に対してアプローチし，見守りによるT字杖歩行を目標とした．
- 長期目標として，1. 右上肢機能のさらなる改善と実用手を目標，2. 伝い歩きでのADL自立，3. 屋外でのT字杖による歩行自立を目標とした．

3 リハビリの治療経過（図2, 3）

1ヵ月：上下肢共にBrunnstrom stageはⅤに回復し，感覚障害も軽減した．上肢に関して補

助的な使用が可能になり，食事はスプーンの使用が可能となった．運動機能は，移乗動作・トイレ動作訓練，上下肢機能訓練を中心に実施し，移乗・トイレに関しては3週目に自立に至った．しかし，T字杖歩行は麻痺側下肢をひきずり，方向転換時の後方へのバランスは不良で転倒リスクが高かった．3週目にオクラホマSHB装具が完成し，T字杖歩行が連続60mを一部介助で可能となった．FIMは104/126点（運動項目74点，認知項目30点）に改善した（図2）．1ヵ月後の10m歩行速度は15秒であった（図3）．

2ヵ月：病棟内ADLは車椅子で自立レベルに達したため，立位場面でのADL訓練や持久性向上に向けた訓練を行った．さらに，引き続き上下肢機能訓練を継続し，実用手に向けた巧緻動作訓練，書字訓練を行った．バランステストでは2ヵ月後のFBSが34/56点となり，T字杖歩行は50mを監視で可能となった．2ヵ月半後ではFBSは41/56点となり，立位での耐久性は向上し，T字杖歩行が日中自立となった．階段昇降の訓練も積極的に導入し，10m歩行は13秒であった．

3ヵ月：病棟内でのT字杖歩行，伝い歩きは努力性によりなんとか可能となったが，依然耐久性は低く，歩行が50mを超えると息切れが認められた．上下肢のBrunnstrom stageに関しては著変なし．階段昇降は5階分が監視で可能となり，徐々に耐久性もついた．入浴動作での洗体動作・またぎ動作訓練や指導を行った．

退院に向けて家屋評価を実施，退院調整を検討していった．住宅環境の調整（手すりの設置，導線の確保）を提案し，外泊訓練に備えた．

4ヵ月：FBSは45/56点となり，独歩自立となった．FIMは108点であった．屋外T字杖歩行も連続15分可能となる．入浴時のまたぎ動作は安全のために介助は必要であったが，その他のADLは自立に至った．最終的に感覚障害は軽度残存したが，書字は可能となり，箸使用も可能でADL上実用レベルに至った．歩行も屋内で独歩自立，屋外でT字杖歩行が監視となった．退院時にはADLは日中生活が自立レベルに至り，入浴動作は妻の協力を得ながら可能な状態となった．

解 説

心原性脳塞栓の部位別頻度としては血流量のもっとも多い中大脳動脈領域に多く，塞栓子は皮質枝に流入し皮質を含む脳梗塞を発症することが多い．前大脳動脈領域の脳塞栓は，側副血行もできやすいこともあり中大脳動脈，内頸動脈領域に比較して頻度が少ない[1]．前大脳動脈系の脳梗塞の症状は梗塞部位と大きさによるが，下肢に強い片麻痺，皮質性感覚障害，運動性失語症，情動障害などが挙げられている[1]．治療は，発症3時間以内であれば脳梗塞のすべての病型でt-PAの静注療法が脳卒中治療ガイドライン2009でグレードAとして推奨されている[2]．発症3時間を過ぎていれば脳保護薬（エダラボン），抗脳浮腫薬（グリセオールなど）の投与を行う．さらに原則的に降圧薬は使用せず血圧低下による脳虚血の進行に注意する．慢性期の脳塞栓の再発予防にはワーファリンによる抗凝固療法が有効である．

本症例は，左前大脳動脈の著明な狭窄を伴い心房細動を合併した心原性脳塞栓例である．図1に示すごとくMRI（DWI）によって左前大脳動脈領域に高吸収域がみられ脳梗塞が確認された．臨床症候は下肢により強い片麻痺があり，その他右半身の感覚障害，軽度の運動性失語症を認めたが，高次脳機能障害，情動障害はみられなかった．回復期リハビリ病院入院時は，右上下肢の粗大力はBrunnstrom stage Ⅲ～Ⅳレベルで，移乗やトイレ動作は介助を要する状態であったが，退院時には歩行は独歩自立，日中生活のADLも自立に改善している．運動性失語症は，回復期リハビリ入院後まもなくほぼ正常に改善し，左半身の感覚障害は退院時に軽度残存したが，ADLに影響はなかった．

〔文 献〕

1) Bogousslavsky J, Regli F : Anterior cerebral artery territory infarction in the Lausanne Stroke Registry. clinical and etiologic patterns. Arch Neurol 47 : 144-150, 1990
2) 篠原幸人，小川 彰，鈴木則宏，他編：Ⅱ脳梗塞・TIA. 1-1. 血栓溶解療法（静脈内投与）．脳卒中治療ガイドライン2009．協和企画，東京，2009

11 境界領域脳梗塞（右大脳分水領域）

症例 66歳，男性．脳梗塞（右大脳分水領域），両側頸部内頸動脈狭窄

夜間より左不全片麻痺が出現し救急搬入入院となる．入院時，意識 JCS 3点，右への共同偏視，左片麻痺 MMT3/5，構音障害あり．血圧 178/83，脈拍 62/分，不整（−）．
既往歴：高血圧症．

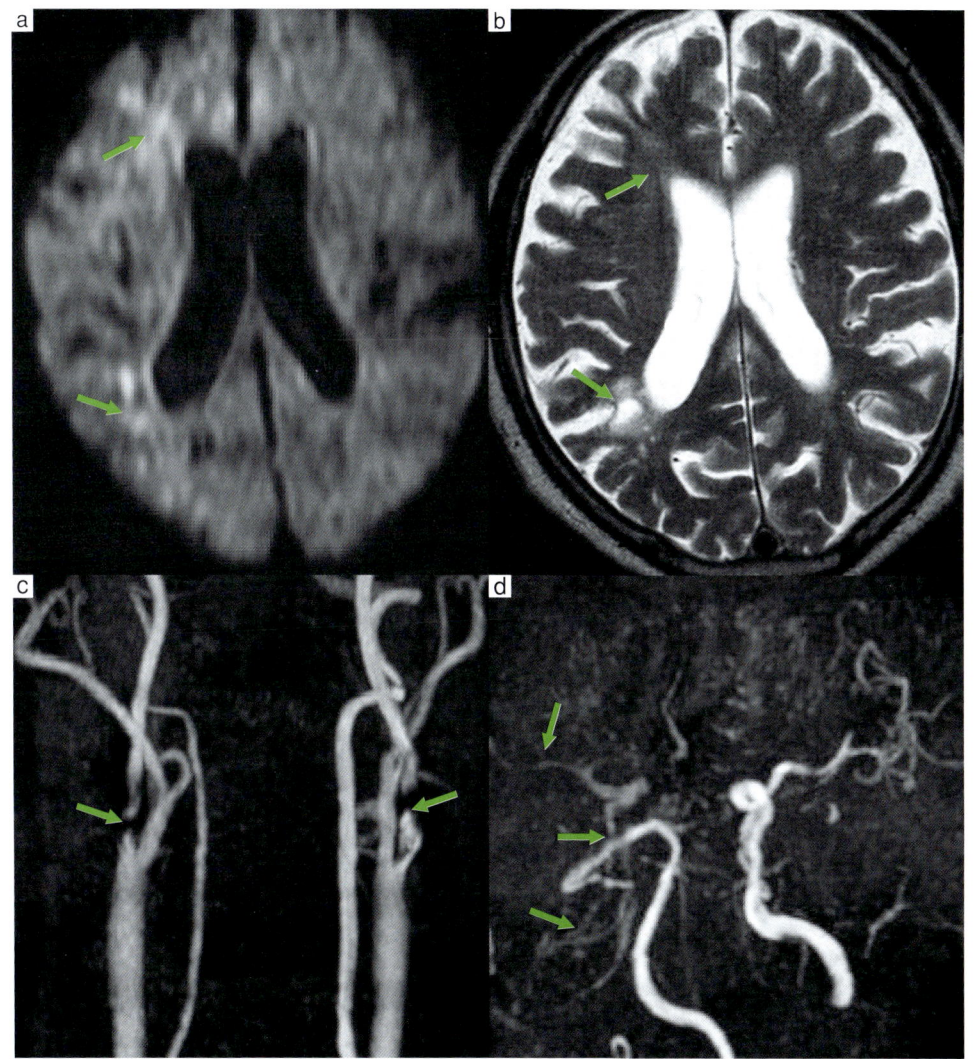

図1
a：入院時 MRI（DWI）
b：入院時 MRI（FLAIR）
c：入院10日目の頸部 MRA
d：入院時頭部 MRA

　a：DWI では中大脳動脈と後大脳動脈，または前大脳動脈との境界領域に脳梗塞による淡い高信号像（➡）を示した．
　b：FLAIR でも DWI で高信号像を示した部位と同じ部位に淡い高信号像を示した（➡）．
　c：両側頸部内頸動脈の分岐直後の部位で高度の狭窄を示した（➡）．
　d：頭部 MRA では右頸部内頸動脈の高度狭窄による血流不全のため頭蓋内内頸動脈系の血管像の描出は不良である（➡）．

● 各論

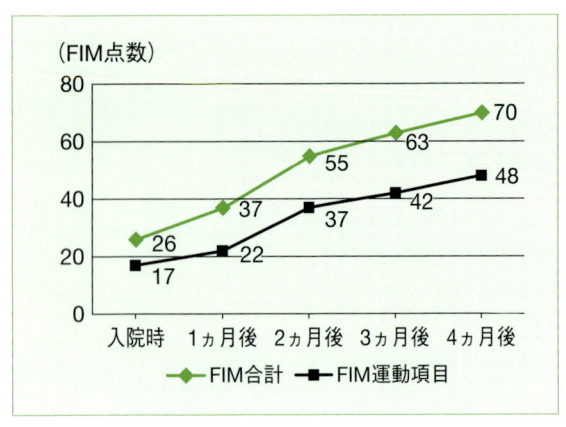

図2 回復期リハビリテーションの入院経過とFIMの推移

急性期の病状・リハビリテーションの経過

　MR画像からアテローム血栓性脳梗塞と診断され，エダラボン（脳保護剤）とオザグレルナトリウムの点滴治療を行った．リハビリは入院4日目よりPTを6回/週，40〜60分/回で開始した．左片麻痺，全身の筋緊張亢進および後方重心などあり，起居，座位，立位などはいずれも介助を要した．介助歩行であったがリハビリにより多少の改善を認めた．言語はリハビリ開始当初は自発性が低く自発語はほとんどなかったが，その後多少の自発語が聞けるようになった．入院22日目に回復期リハビリ病院へ転院となった．

回復期リハビリテーション

＜理学・作業療法＞
1　入院時の評価

　Brunnstrom stageは左上肢Ⅳ，手指Ⅴ，下肢Ⅳ〜Ⅴで，著明な麻痺はなく，関節可動域制限もみられなかった．左半身の表在覚・深部覚に軽度鈍麻がみられた．基本動作は，寝返り一部介助，起き上がり全介助，座位保持一部介助，立位保持は全介助レベルであった．ADL面では，食事が一部介助で可能であったが，他はほぼ全介助レベルで，FIMは26/126点であった（図2）．また尿意の訴えはなかった．ADLの低下は，基本動作の能力低下の影響とともに，左側半側空間無視，

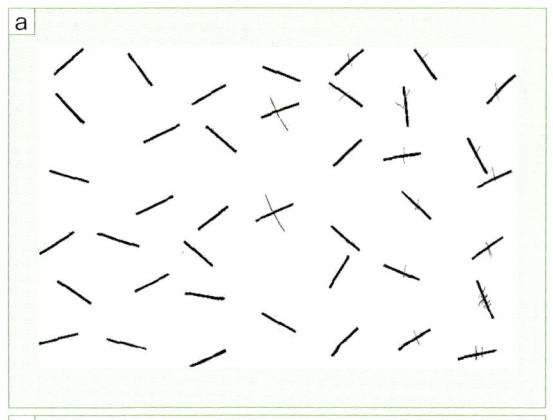

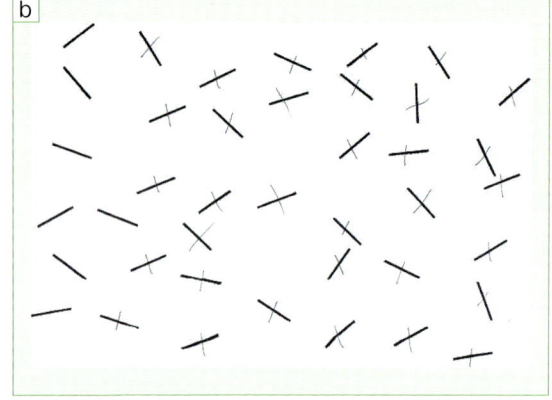

図3 回復期リハビリ入院時（a）と入院4ヵ月後（b）の線分末梢テスト

全般性注意障害の影響も強くみられ，指示入力より困難であることもあった．主な高次脳機能検査では，HDS-Rは17/30点，左側半側空間無視のため線分末梢テストでは末梢数16/40で，左半側に末梢がみられなかった（図3a）．線分二等分テストでは右側への平均40 mmの偏移がみられた．またダブルデイジーの描画テストにおいて左側の描画の欠損がみられた（図4a）．

2　リハビリテーションの治療目標・計画
- PTとして基本動作の介助量軽減を図り，歩行動作の介助量軽減をめざす．
- OTとして日常生活を通して動作・認知能力の改善を図り，ADLの向上をめざす．

3　リハビリテーションの治療経過

　1ヵ月：失禁に気づいていないこともあったが，尿便意の訴えは増加し，トイレへの誘導をすすめた．移乗では，左側への方向転換も徐々に介助量が軽減し，一部介助で可能となった．歩行では，

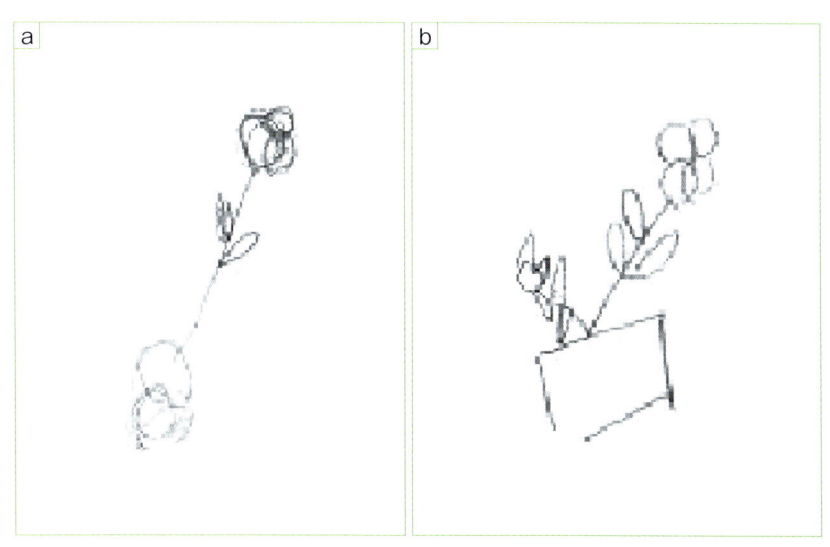

図4 回復期リハビリ入院時(a)と入院4ヵ月後(b)のダブルデイジー描画テスト

介助量軽減を認めたが，T字杖を使用し中等度介助が必要で，左側への方向転換が困難であった．整容のひげ剃りでは，左側の剃り残しがみられた．また，動作中の注意散漫が依然としてみられた．

2ヵ月：食事・移乗は見守りで可能となった．更衣は，左上下肢への通しに促し・介助が必要であり，上下衣とも一部介助を要した．排尿管理では，失禁を認めオムツ交換の依頼を聞くようになった．歩行は独歩が一部介助だが，指示入力困難なためFBSは実施困難であった．

3ヵ月：トイレ動作は口頭指示で可能となった．車いす駆動は周囲への注意低下がみられ，介助を要した．歩行は方向転換や扉の開閉時に足が交差することがあり，FBSは38点と転倒リスクが高かった．

4ヵ月（退院時）：歩行は周囲への配慮に欠けたため，独歩は見守りであった．車いす駆動は病棟内で自立可能となった．更衣は，上下衣とも左上下肢への通しに一部介助を要した．高次脳機能検査では，HDS-Rが23/30点であった．線分末梢テストでは末梢数33/40（図3b）で左側の末梢数が増加し，線分二等分テストでも右側へ平均6.3 mmの偏移に改善した．ダブルデイジーの描画テストにおいても，左側の一部欠損へ（図4b）改善はみられたものの半側空間無視は残存した．回復期リハビリによりADLは改善傾向で，退院時のFIMは70/126に上昇した（図2）．

＜言語療法＞

1　入院時の評価

コミュニケーション面では，理解は簡単な院内会話レベルは可能であり，表出面では流暢な文章レベルの発話が可能であった．軽度の運動障害性構音障害が認められ，発話明瞭度はレベル2（時々わからないことばがある），発話の異常性の印象度はレベル3（気にかかる）となっていたが，明瞭度低下の主要な原因は義歯の不適合によるものであった．高次脳機能障害として，左半側空間無視，見当識障害，記憶障害（特に短期記憶低下），注意障害，抑制障害，構成障害が認められ，特にコミュニケーション面では注意障害による疎通性の低下があり，リハビリ実施時での集中力低下の誘因となった．

2　言語療法の治療目標・計画

● 短期目標として高次脳機能障害の改善，知的機能向上をめざす
● 長期目標としてコミュニケーション能力の向上をめざす
● 治療計画として高次脳機能訓練，認知機能訓練をめざす

3　言語療法の治療経過

1ヵ月：高次脳機能訓練を中心に実施するが，日付見当識は日によって浮動性があり，注意持続

●　各論

も不良な状態であった．文章音読時，左側の読み落としが多くみられた．把持力，注意障害への訓練として実施した復唱では，4文節文が可能であった．

2ヵ月：復唱では，5文節文が可能となり，把持力向上が認められ，注意，集中力持続の有無により浮動性があった．会話中記憶障害による作話が出現することもあった．名前見当識では，担当セラピストの名前が言えることがあり改善傾向であった．

3ヵ月：介入当初はパズル（6ピース）作成課題にて，自力作製は1ピースも不可能であった．3ヵ月後では半側空間無視による左側の作製不良はあるものの，右側部分は可能となった．しかし，抑制障害によりリハビリ中帰室しようとするなど，積極的なリハビリ介入が困難となる場合がたびたび認められた．

4ヵ月：献立の想起不良等，依然強く記憶障害が残存した．RCPM（Raven's coloured progressive matrices：日本版レーヴン色彩マトリックス検査）は10/36であり，同年代の平均値29.2と比較すると著明な知的機能低下を認めた．右側部分のパズル（12ピース）は自力完成可能となった．左側への見落としは依然みられたが，日常生活上では左側への認識は介入当初と比較し向上した．

解説

境界領域脳梗塞の頻度は，全脳梗塞のうちの約10%で[1]，日常臨床上よく遭遇する脳虚血性病変である．脳血流（脳還流圧）の低下が2つの隣り合った脳動脈系の還流領域境界部に生じると，その境界域に虚血性障害が出現し，これを境界領域（分水領域）脳梗塞（watershed infarction, or borderzone infarction）と呼んでいる．境界領域脳梗塞の原因病態としては，従来から全身血圧の低下，頸動脈狭窄または閉塞，微小塞栓などが関与していると考えられている[2,3]．内頸動脈閉塞，または狭窄によって境界領域梗塞を起こす可能性があり，前・中大脳動脈境界部のものはよく知られている．また，中・後大脳動脈境界部のものや深部白質に梗塞を生じる場合もある．椎骨脳底動脈系では内頸動脈系に比較し判定しにくいこともあるが，MRや病理学的所見からその存在が把握されつつある．中小脳脚は前下小脳動脈のみでなく，上小脳動脈からも還流され2動脈の境界領域である．小脳髄体も上小脳動脈，前・後下小脳動脈の3動脈の境界領域に相当する．椎骨脳底動脈系の血流低下により小脳に多発性梗塞を起こすことがある．

本症例は両側の頸部内頸動脈に高度の狭窄を認め，これにより右内頸動脈系の血流低下により，頭部MRAでは頭蓋内の右内頸動脈系の血管像がみられなかった．このため図1に示すごとく右中大脳動脈と後大脳動脈との境界領域，および中大脳動脈と前大脳動脈との境界領域に脳梗塞を認めた．神経学的には左不全片麻痺，左半側空間無視，注意障害，見当識障害，構音障害がみられた．約4ヵ月の回復期リハビリにより経過良好で，退院時には歩行は介助から独歩，見守りとなった．ADLはFIM26から70点に改善した（図2）．半側空間無視も入院時と比較すれば改善したが（図3, 4），退院時においても左側に一部欠損が残存した．HDS-Rでは17/30から23/30点に改善した．

〔文　献〕

1) Jorgensen L, Torvik A : Ischaemic cerebrovascular disease in an autopsy series, part 2 : prevalence, location, pathogenesis and clinical course of cerebral infarcts. Neurol Sci 9 : 285-320, 1969
2) Bogousslavsky J, Regli F : Unilateral watershed cerebral infarcts. Neurology 36 : 373-377, 1986
3) Torvik A : The pathogenesis of watershed infarcts in the brain. Stroke 15 : 221-223, 1984

12 ラクナ梗塞

症例1 74歳，女性．ラクナ梗塞（左放線冠，基底核）

朝起床後より体がふらつき，歩行時壁にぶつかる．右手で電話のダイヤルが回しにくく右不全片麻痺に気づく．入院時血圧165/81，脈拍68/分，神経学的には意識清明，右不全片麻痺（MMT 4/5）を認めたが，言語障害はみられなかった．

既往歴：特記すべきことなし．

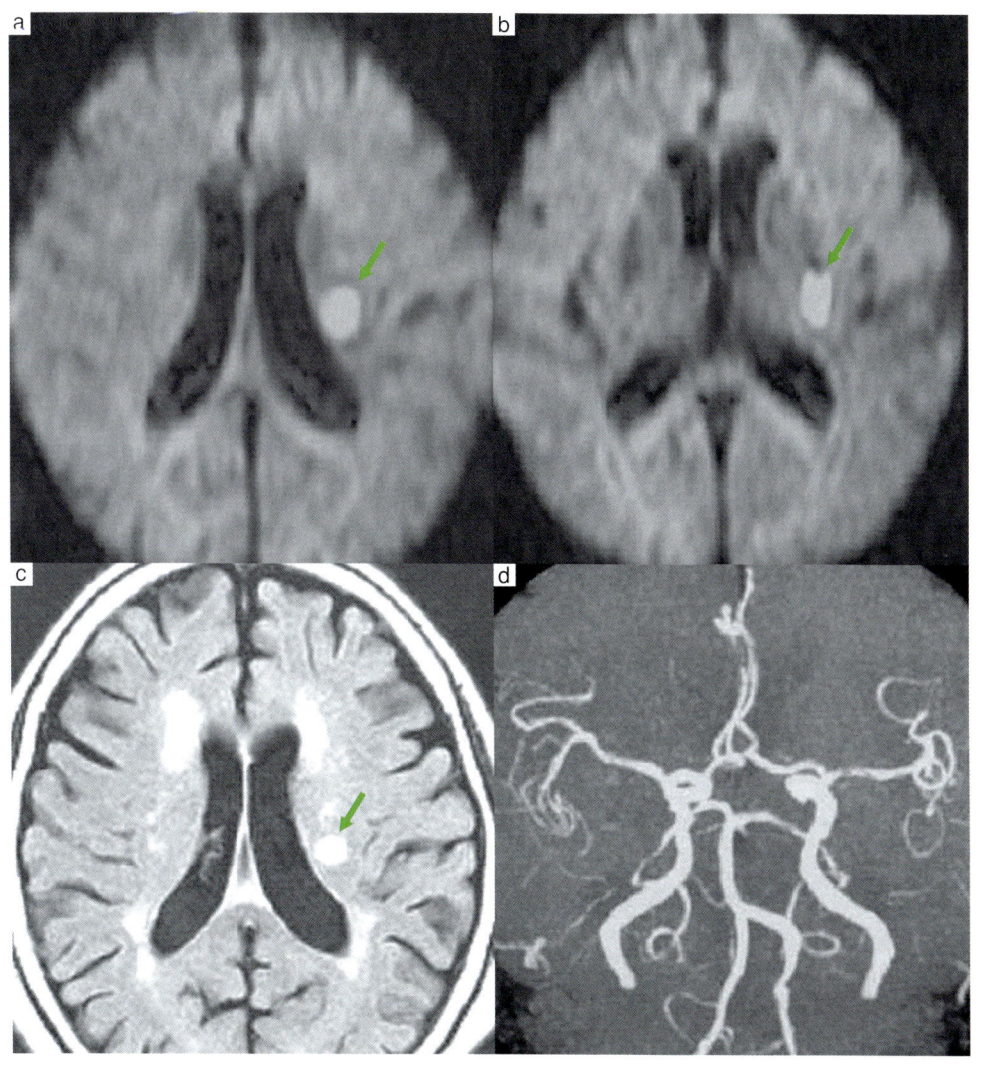

図1
a, b：発症後5日目のMRI(DWI)
c：発症後5日目のMRI(FLAIR)
d：発症後5日目のMRA

a, bでは左放線冠から左被殻部にかけて小円形の高信号像を示し(➡)，今回発症のラクナ梗塞と考えられた．
cのFLAIR画像でもa, bのDWIと同部位に小円形の梗塞巣がみられている(➡)．
dでは明らかな主要動脈の狭窄，閉塞はみられなかった．

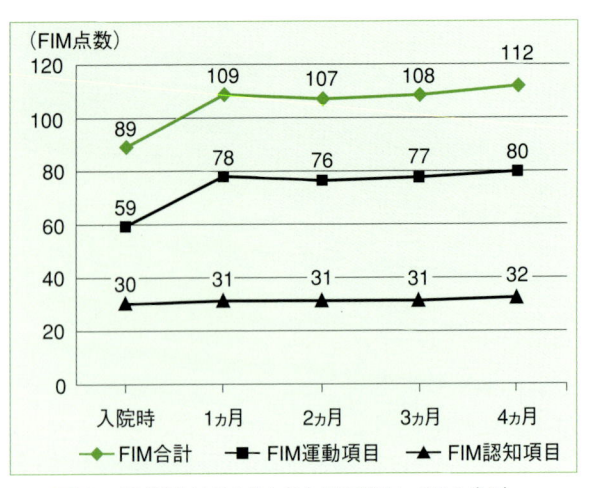

図2　回復期リハビリの入院経過とFIM合計，運動項目，認知項目の推移

図3　回復期リハビリの入院経過と10m歩行速度とFBSの推移

急性期の病状・リハビリテーションの経過

　入院時のMR画像では左放線冠から左被殻にかけてのラクナ梗塞を認めた．抗血小板製剤，脳保護剤の点滴治療を行ったが，入院4日目に右片麻痺がMMT 3/5にやや増悪した．

　入院4日目よりリハビリを開始した．リハビリ初期ではBrunnstrom stageは下肢Ⅴ，上肢Ⅴ，手指はⅣであった．立位は見守り，トイレ動作が一部介助，歩行は介助を要した．PT・OTを各40分/回，週6回施行した．入院14日目の転院時では右上肢機能がやや改善し，Brunnstrom stageは手指でⅤとなった．

回復期リハビリテーション

＜理学・作業療法＞

1　入院時評価（図2，3）

　Brunnstrom stageは右上肢Ⅴ・手指Ⅴ・下肢Ⅴであった．随意性は良好であったが運動失調を認めた．FIM運動項目では59/91点で，右下肢と体幹の運動失調に起因するバランス能力低下のため，移乗・移動に見守りや介助が必要であり，FIM合計は89/126点であった．10m歩行速度は37秒6と4点杖を使用しても遅く，片脚立位も2～3秒しか保持できなかった．歩行動作では直進歩行でもふらつきがあり耐久性も低下したため，車いす駆動で病棟内を移動していた．右上肢はスプーン操作が努力性であった．

　FIM認知項目は特に高次脳機能障害はみられず，30/35点と比較的良好であった．

2　リハビリ治療目標・計画

- 短期目標として立位・歩行のバランス能力向上に対してアプローチし，車いすによるADL自立，上肢機能の改善，見守りでのT字杖歩行を可能にする．
- 長期目標としてT字杖による屋内歩行を自立とする．さらに，ADL自立，家事動作能力を向上させる．

3　リハビリ治療経過（図2，3）

　1ヵ月：Brunnstrom stageは下肢Ⅴのまま経過し，4点杖やT字杖を用い歩行練習を継続した．独歩では依然ふらつきがあり，方向転換や後歩きでは転倒リスクが高かった．1ヵ月後のFBSは36/56点で，10m歩行速度は26秒と開始当初より改善した（図3）．

　ADL自立項目が増加し，移乗・移動項目も6点まで改善した．食事は箸の使用が可能となり，ベッド上周囲のセルフケアが自立となった．FIM合計得点は109点（運動項目78点，認知項目31点）となった（図2）．

　2ヵ月：FBSは51/56点となり居室⇔トイレ間の4点杖歩行を自立とした．その後10m歩行速

度は8秒9と改善し，歩行バランス・耐久性も向上してきたため病棟でのT字杖歩行を自立とした．病棟内では入浴以外は自立となった．

3ヵ月以降：10m歩行速度やFIMに著明な改善はみられなかったが，入浴動作，階段昇降が見守りで可能となり，簡単な家事動作（調理，掃除など）も可能となった．4ヵ月経過した時点で10m歩行速度7秒6，FIM合計は112点（運動80点，認知32点）と改善を認めた（図2, 3）．家事動作も自立にいたった．

> **症例2** 71歳，男性．ラクナ梗塞（左放線冠，基底核），右頸部内頸動脈狭窄
> 　右上下肢粗大力低下により転倒を起こし受診したが，CT上異常を認めなかった．帰宅したが右上下肢麻痺が続くため再診し，頭部画像上脳梗塞が明らかになったため入院．意識清明，右不全片麻痺，右半身感覚障害，注意障害あり．血圧152/79，脈拍60/分，整．
> 　既往歴：高血圧症，不整脈，肺気腫，悪性リンパ腫．

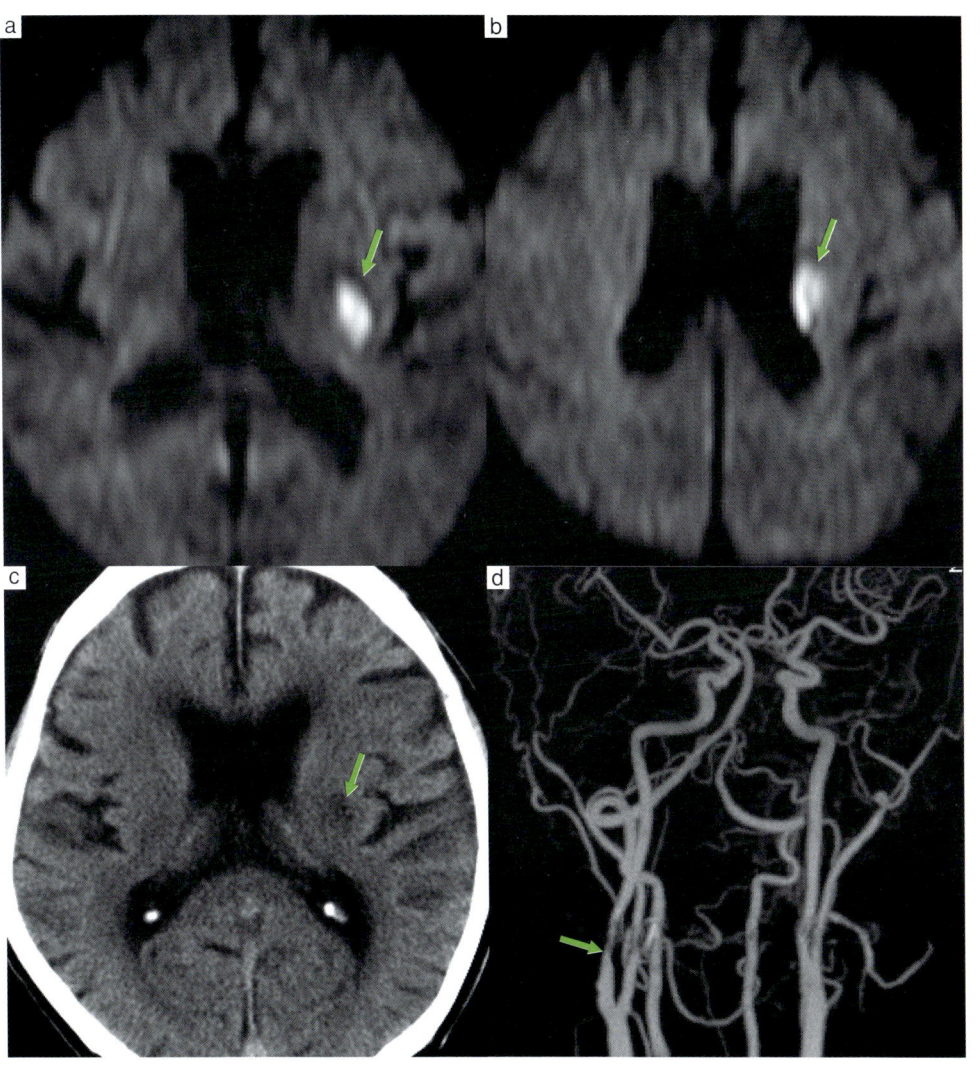

図4
a, b：入院翌日のMRI（DWI）
c：入院当日の頭部CT
d：入院7日目の3D-CT

　a, bのDWIでは左大脳基底核部および左放線冠に円形の高信号域のラクナ梗塞を認めた（→）．
　cの頭部CTではDWIでの高信号域に一致した部位に低吸収域の円形陰影を認めた（→）．
　dの3D-CTでは右頸部内頸動脈に狭窄像を示した（→）．しかし，頭蓋内の主要動脈には特に閉塞，狭窄像はみられなかった．

急性期の病状・リハビリテーションの経過

ラクナ梗塞の診断から保存的にエダラボン（脳保護剤）の点滴治療を開始した．リハビリは入院2日目よりPT・OTが6回/週，40分/回で開始した．リハビリ開始当初は下肢運動の分離・振り出しが十分でなく歩行障害，右上肢機能の低下あり，食事はスプーン使用，かなひろい文字，文章にかなりの見落としを認めた．退院時には右上下肢機能はかなり改善し，歩行もやや改善を認めたが，注意障害がみられ部屋の間違いや障害物にぶつかることもあった．入院15日目に回復期リハビリ病院へ転院となった．

回復期リハビリテーション

＜理学・作業療法＞

1　入院時評価

身体機能面では意識状態・コミュニケーションは良好．Brunnstrom stageは右上肢Ⅴ，手指Ⅴ，下肢Ⅴ．右上下肢に軽度の失調症状を認めた．筋力は体幹筋に弱化がみられ，徒手筋力検査では体幹屈曲は3/5であった．関節可動域は著明な制限は認めなかった．感覚は表在・深部感覚ともに右半身で軽度の低下を認めた．高次脳機能障害は注意の持続・転換に障害が認められ，TMT-Aは120秒，TMT-Bは混乱し誤りが多く中断した．バランス検査のFBSは56点満点中46点であった．

基本動作として，ベッド上動作・立ち上がり・立位は，自立レベル．歩行も独歩自立レベルであった．

基本的ADLでは食事は上肢の失調により時間を要し，整容・清拭は軽介助レベル．更衣とトイレ動作は見守りを要した．高次脳機能障害として，見当識障害やトイレの場所が見つけられない等の症状が認められた．FIM合計は126点中84点であった（図5）．

2　リハビリ治療目標・計画

●短期目標（1ヵ月）は上肢の巧緻性向上，注意機能向上，立位バランス向上，院内ADL自立
●長期目標（3ヵ月）は実用手，ADL自立による自宅復帰とした．

3　リハビリ治療経過

開始当初：PTでは体幹機能訓練，歩行訓練を中心に行った．OTでは座位・立位でのバランス訓練，上肢機能訓練，高次脳機能訓練を行い，早期のADL能力の自立を目標に実施した．更衣・トイレ動作に関しては入院後1週後には可能となった．

1ヵ月：上肢機能は巧緻性が良好となり，右上肢はADL上問題がなくなり，箸操作も可能となった．書字に関してはまだ十分ではなかった．体幹筋力は向上を認め，徒手筋力検査で体幹屈曲は4/5となった．FBSは47点とバランス能力にも改善が認められ，基本的ADLは，入浴に監視を要す以外は自立レベルとなった．歩行時も安定性が増し，屋外歩行訓練や階段昇降訓練も開始した．FIM合計は126点中119点と向上を認めた（図5）．

2ヵ月（退院時）：高次脳機能障害に改善が認められた．TMT-Aは120秒，TMT-Bは誤りなく347秒となり，病棟生活でも著明な症状はなくなった．歩行面では，屋外歩行が独歩で自立レベルで，階段昇降も手すりを使用し自立レベルとなった．基本的ADLでは，監視を要したシャワー浴が自立レベルとなった．FIM合計は126点中121点と高得点となった（図5）．屋外での活動は見守りを要したが，屋内の生活は自立に至った．退院前に環境設定を行い自宅復帰の運びとなった．

解説

Fisher[1]によれば，ラクナ梗塞の定義は穿通枝領域の小梗塞（径が15 mm以下）とされ，中大脳動脈からの穿通枝領域の被殻や淡蒼球，後大脳動脈からの穿通枝領域の視床，脳底動脈からの傍正中枝，回旋枝領域の橋に好発する．ラクナ梗塞は病理学的には，lipohyalinosisやmicroatheromaなどの穿通動脈自体の病変により穿通動脈が閉塞した結果生じる．Fisherは高血圧が原因としているが，高血圧の合併は約60％とされている．臨床病型として4型に分類されている．

①運動麻痺を呈する pure motor hemiparesis, ②感覚障害を示す pure sensory stroke, ③軽度の上下肢麻痺と同側の運動失調を示す ataxic hemiparesis, ④構音障害と一側上肢の拙劣症を示す dysarthria-clumsy hand syndrome の4型である[1]. 機能的予後および再発は, 発症後1～2年の短期的には良好であるが, 2年以降の再発では非ラクナ梗塞と差がなかったという[2].

急性期のラクナ梗塞の診断は, 他の脳梗塞と同様 MRI 拡散強調像 (DWI) が有用である. 発症6時間以内の超急性期では DWI で梗塞巣は高信号を示すが, CT や MRI の他のシークエンスでは異常を指摘するのは困難である[3]. 6時間以降は時間の経過とともに T2 強調像, FLAIR にて高信号, T1 強調像で低信号, CT で低吸収を示すようになってくる. ラクナ梗塞の治療も基本的には他の脳梗塞と同じである. 抗血栓療法のオザグレルナトリウムを使用することが多いが, 抗トロンビン作用のあるアルガトロバン, エダラボン (脳保護薬) や抗血小板作用のあるシロスタゾールの併用などが行われている.

症例1は左放線冠から被殻にかけてのラクナ梗塞で, 病型としては ataxic hemiparesis と考えられた. 発症後5日目の MRI は DWI, FLAIR ともに高信号の小円形像を示した (図1). 保存的治療により予後良好な経過をたどった. 回復期リハビリでは, 入院当初は右上下肢の失調を強く認めたが, 麻痺は軽度で早期に車いすでの自立となった. 退院時には筋力向上, 運動失調軽減, バランス向上に伴い, 簡単な家事が行えるレベルまで ADL は改善した. 最終的には屋内歩行が独歩自立, 屋外歩行は T 字杖歩行自立となり, 回復期リハビリ入院後4ヵ月で自宅退院となった

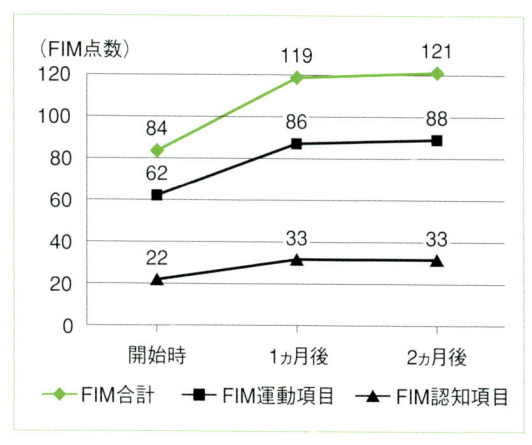

図5 回復期リハビリの入院経過と FIM の推移

(図2, 3).

症例2は左放線冠の梗塞 (図4) により, 右上下肢に軽度の麻痺, 失調症状と注意障害などの高次脳機能障害を呈した症例である. 本例はリハビリなどの保存療法により早期の改善がみられた予後良好例であった. 早期に屋外歩行で独歩自立となり ADL は自立し, FIM 点数も 121/126 に改善した (図5). 高次脳機能の改善もみられ, 自宅での生活が自立可能となった症例である.

〔文 献〕

1) Fisher CM : Lacunar strokes and infarcts : a review. Neurology 32 : 871-876, 1982
2) Sacco SE, Whisnant JP, Broderick JP, et al. : Epidemiological characteristics of lacunar infarcts in a population. Stroke 22 : 1236-1241, 1991
3) Yamada N, Imakita S, Sakuma T : Value of diffusion-weighted imaging and apparent diffusion coefficient in recent cerebral infarctions : a correlative study with contrast-enhanced T1-weighted imaging. Am J Neuroradiol 20 : 193-198, 1999

● 各論

13
小脳梗塞

症例 1　70歳，男性．左小脳梗塞

朝起床時よりめまい，嘔気，ふらつきがあり立てない状態になったため，自宅で様子をみていたが改善しないため夜になって救急入院となった．入院時血圧 175/99 mmHg，脈拍 84/分，整，神経学的には意識清明，下方への垂直性の眼振（＋），体幹失調が強く立位不能，構音障害を認めたが，四肢に運動麻痺はみられなかった．

既往歴：高血圧，糖尿病．

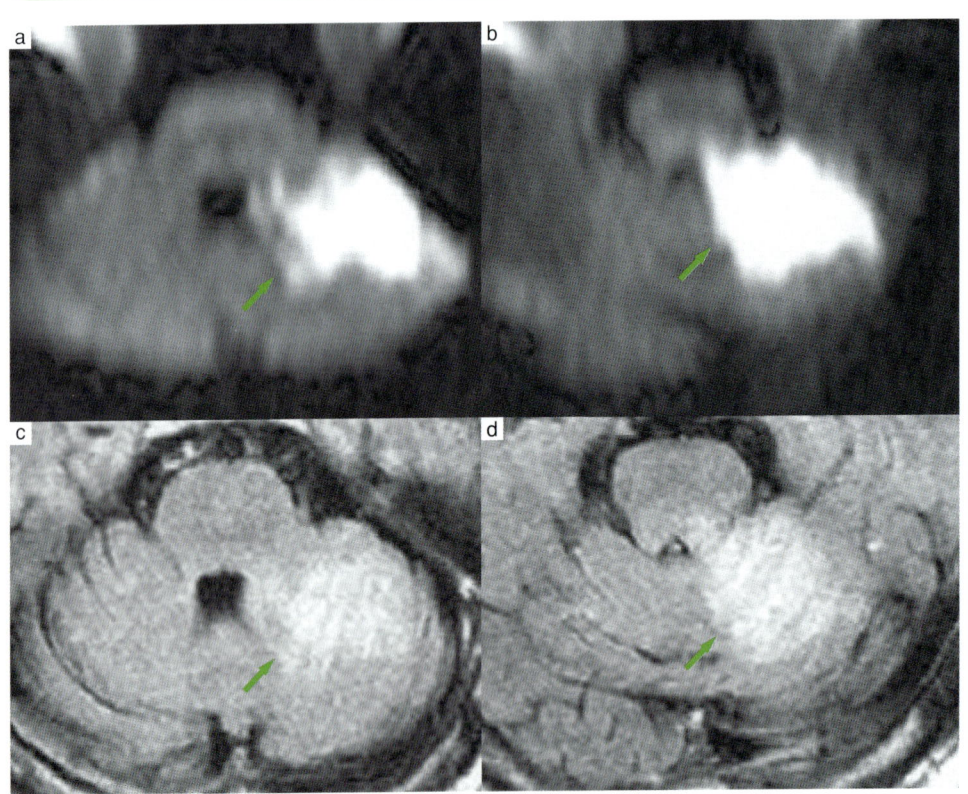

図 1
発症から 2 日目の MRI 画像
a, b：DWI（拡散強調像）
c, d：FLAIR 画像

a, b では，左小脳半球の主として上小脳動脈領域に著明な高信号像（→）を認め，小脳梗塞と診断できる．
c, d でも a, b の DWI の高信号像（→）に一致する部位に淡い高信号像を示した．

急性期の病状・リハビリテーションの経過

入院時の MRI 画像から左小脳半球上部を主体とした小脳梗塞を認めた．頸動脈エコーでは，右内頸動脈狭窄と両側総頸動脈と左内頸動脈に著明な動脈硬化所見がみられた．治療はオザグレルナトリウムによる抗血栓療法とエダラボン（脳保護薬）の点滴治療とともに抗血小板作用のあるシロスタゾールの内服を併用した．血圧の維持とともに

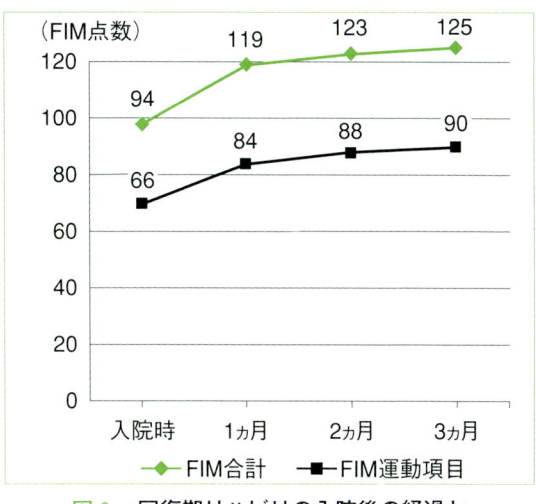

図2 回復期リハビリの入院後の経過とFIMの推移

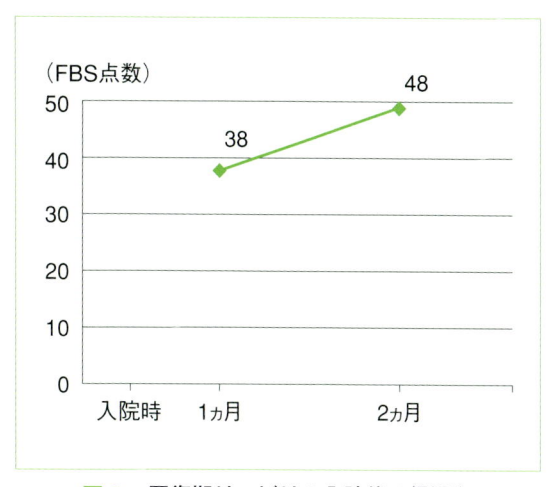

図3 回復期リハビリの入院後の経過とFBSの推移

糖尿病に対しては経口糖尿病薬による血糖のコントロールを行い，リハビリを入院4日目から開始した．
　リハビリはPTを6回/週，40分/回行った．初期評価では，移乗は監視，トイレ動作が一部介助，歩行は全介助であった．体幹失調が強く動作場面において不安定さがあった．転院時には，手すり使用により歩行は監視レベルになった．

回復期リハビリテーション

＜理学療法・作業療法＞

1　入院時（発症後23日目）評価（図2）

　意識・認知面は良好で，HDS-Rは28点であった．やや病識は欠けていたが，著明な高次脳機能障害はみられなかった．麻痺や著明な可動域制限はなかったが，深部感覚は軽度鈍麻で，左下肢筋力は低下していた．ADLは一部介助〜監視レベルで，FIMは94/126点であった．歩行は，独歩は軽介助を要したが，T字杖による歩行が軽介助から監視，4点杖歩行は監視であった．主な問題点は体幹失調であり，歩行時のふらつきの軽減が目標として挙げられた．

2　理学・作業療法の目標・アプローチ

● 歩行時のふらつきは体幹失調による影響が大きいと考え，体幹の協調性改善に向けてアプローチした．
● 短期目標はバランス能力の向上・pick up歩行の自立とした．
● 長期目標は独歩・ADLの自立とし，自宅退院とした．

3　リハビリの治療経過（図2, 3）

　1ヵ月：リハビリ開始から1週後には院内ピックアップ歩行は自立となったが，腰背部の緊張が強く，腹部の収縮は乏しいままであった．そのため体幹筋力・協調性の低下に対するアプローチを継続していくと，少しずつ改善がみられ，2週後にはFBS 38点となった．しかし，新たな問題点として，左立脚中期で反張膝がみられるようになったため，それに対するアプローチも追加した．それらによって反張膝の問題は残存しているものの改善傾向となり，1ヵ月後には院内でのT字杖歩行が自立となった．また，院内のADLは入浴が見守りであった以外はすべて自立となった．

　2ヵ月：長期目標である独歩での歩行訓練と並行して，階段昇降や床上動作などのADL訓練を少しずつ追加していった．1ヵ月半後にはFBSは48点となり，院内独歩は自立となった．階段昇降は，当初は手すり使用により2足1段で監視レベルであったが，2ヵ月後には手すり使用により1足1段で自立レベルとなった．床上動作（床⇔立位）も当初は介助レベルであったが，2ヵ月後には自立レベルとなった．

　3ヵ月：屋外歩行など平地以外での立位・歩行時のバランスの低下が残存していたため，応用立

位・歩行のバランス訓練を追加していった．退院時には屋外でのＴ字杖歩行は自立，Ｔ字杖使用での階段昇降は1足1段で自立となった．依然，体幹筋力・協調性の低下がみられたため，自主トレーニングの指導も実施した．FIMは125点まで改善し，住宅は改修せず自宅退院となった．

> **症例2** 62歳，男性．右小脳梗塞，左椎骨動脈狭窄
>
> 飲酒後めまい，ふらつきが出現し，耳鼻科を受診したが特に異常はなかった．1週後MRIの結果，右小脳梗塞を認めたため入院となった．入院時神経学的には，意識清明，運動麻痺なし，協調運動障害なし，ロンベルグ徴候（−）だが，tandem gait陽性で，軽度の歩行障害を認めた．血圧132/78mmHg，脈拍70/分．整，身長165cm，体重105kgで肥満あり．喫煙（40本/日）．
>
> 既往歴：高血圧，糖尿病．

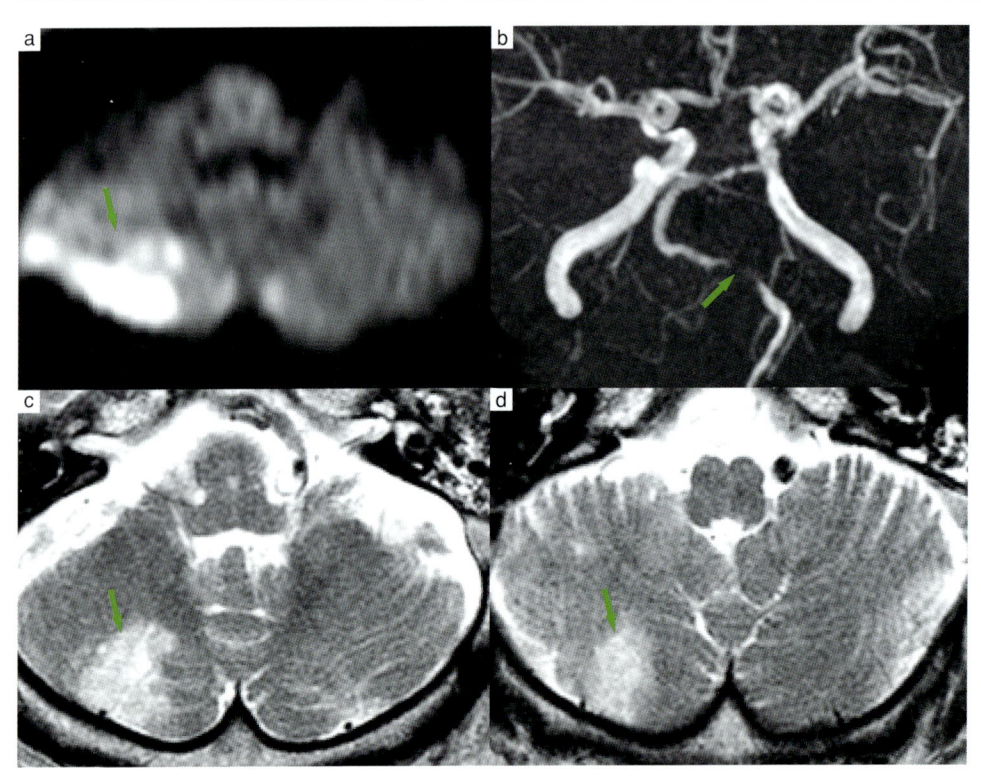

図4
a：MRI（拡散強調像：DWI）
b：MRA
c, d：MRI（T2強調像）

aでは右小脳半球に不規則広範囲の高信号像（→）を示し小脳梗塞と診断された．
bでは左椎骨動脈が著明な狭窄（→）を示し，右椎骨動脈は全般に狭小している．
c, dではDWIの高信号像にほぼ一致する右小脳に高信号像（→）を認める．

急性期の病状・リハビリテーションの経過

右後下小脳動脈系の血流障害による右小脳梗塞と考えられ，通常の脳梗塞に対する保存的治療を行った．アルガトロバンの点滴治療とシロスタゾールの内服を開始した．入院後4日目に意識レベルがJCS 3点に低下し，左片麻痺，構音障害が出現した．MRIの再検を行ったが特に新たな病変は得られなかった．ヘパリン15,000単位/日を3日間投与しリハビリを中心とした治療を行った．入院後5日目には意識は清明となり，その後左片麻痺，構音障害も徐々に改善しつつあった．

リハビリは，入院2日目より6回/週，40〜60分/回でPT・OTを開始した．開始時は，左へのふらつきがみられたが自立歩行ができていた．入院4日目に状態悪化により左上下肢の脱力，構音障害が出現した．入院6日目では起居動作・起

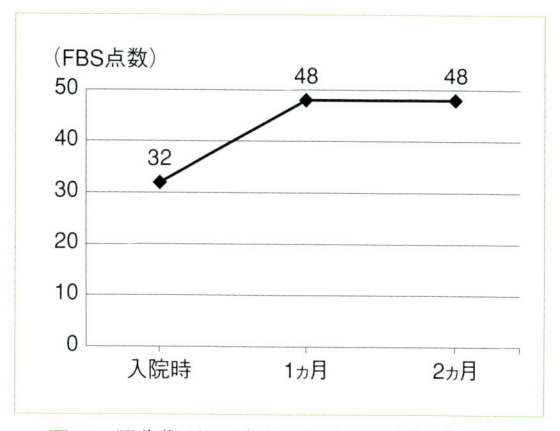

図5 回復期リハビリの入院後の経過とFBSの推移

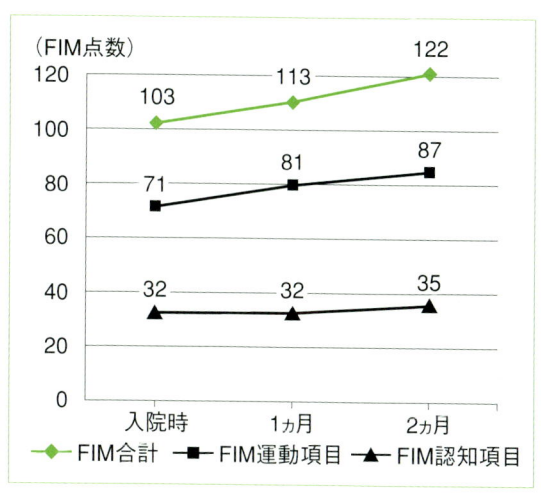

図6 回復期リハビリの入院後の経過とFIMの推移

立・歩行訓練を開始したが，手引き歩行は，左への傾きが大きく，介助量を多く必要とした．回復期リハビリ病院への転院時（入院20日目）では，左片麻痺，協調運動障害，筋力低下があり，起居，トイレ動作は自立，車いす駆動も自立となったが，歩行は4点杖により左足部のひきずりと左側へのふらつきを認め，一部介助を要した．

回復期リハビリテーション

＜理学療法・作業療法＞

1　入院時（発症後21日目）評価（図5，6）

●身体機能

意識は清明で，コミュニケーションは軽度の構音障害を認めるも良好であった．Brunnstrom stageは左上肢Ⅴ，手指Ⅴ，下肢Ⅴで，左上下肢，体幹に失調症状を認めた．バランス検査のFBSは56点満点中32点であった．筋力は左上下肢に低下がみられ，徒手筋力検査では上肢4/5，下肢3/5であった．関節可動域は両膝関節に伸展制限−5度を認めた．感覚は両足底の軽度の表在感覚鈍麻を認めたが，その他の部位では表在・深部感覚ともに良好であった．高次脳機能障害は認められなかった．

●基本動作・歩行

基本動作として，ベッド上動作・立ち上がり・立位は自立レベルであった．歩行時には左にふらつきが認められ監視が必要であった．

●ADL

トイレの移乗と入浴時の浴槽への移乗は，軽介助を要した．移動は，車椅子を使用し自立レベルであった．FIMは126点中103点であった．

2　理学・作業療法の目標・アプローチ

● 短期（4週）目標は上肢の巧緻性の向上，移乗・トイレ動作の自立，歩行の介助量の減少とした．
● 長期（12週）目標は，T字杖による歩行の自立とした．

3　理学・作業療法の治療経過（図5，6）

介入当初はPTでは体幹機能訓練，歩行訓練を中心に行った．OTでは座位・立位でのバランス訓練とともに，上肢機能訓練，トイレ・入浴の訓練を行い，リハビリは早期のADL能力の自立を目標に実施した．

1ヵ月：上肢機能は巧緻性が良好となり，左上肢はADL上において問題となる障害はなくなった．FBSは48点とバランス能力にも改善が認められ，下衣の上げ下げやまたぎ動作が安定してきた．しかし，片脚立位は左右ともに不可能であった．歩行はT字杖を使用し見守りレベルであったが，ふらつきは減少し，階段昇降訓練や外泊訓練も行えるようになった．FIMは126点中113点と向上を認めた．

2ヵ月（退院時）：病棟内で転倒し，左膝痛のため約1週間リハビリが進まない時期があった．その後，痛みが軽減したときのFBSは48点と先月と同様の点数であったが，片脚立位保持時間は

右6秒，左3秒と改善を認めた．病棟でのトイレ動作やT字杖歩行が自立レベルとなり，ADLは入浴のみ見守りが必要であった．FIMは122点と高得点に改善した．

<言語療法>

1　入院時の評価

● 構音障害

軽度弛緩性構音障害が認められ，舌挙上運動の不足がみられた．発話面において失調症状はなく，声質は，軽度の粗糙性嗄声であった．また，鼻息鏡で右4，左2の鼻漏出を認め開鼻声があった．発話明瞭度は，「1」（発話の内容がすべてわかる状態）で，全体的な印象として開鼻声を強く感じるが，あまり気にならない状態であった．

● 摂食・嚥下機能

初回時，RSST (repetitive saliva swallowing test：反復唾液嚥下テスト) 4回/30秒，MWST (modified water swallow test：改訂水のみテスト) で軽いむせ (+) 嚥下障害を認めた．咽頭期，嚥下反射に若干の遅延が認められたが，咳嗽力が十分保たれている状態であった．

2　言語治療の目標・アプローチ

● 短期目標は，舌運動能力の向上，巧緻性向上，開鼻声軽減，嚥下機能の改善とした．
● 長期目標として発声・発語器官（舌・軟口蓋）の運動能力改善，さらに開鼻声改善とした．

3　言語療法の経過

1ヵ月：構音障害では，舌運動能力の向上が認められたが，開鼻声が強く残存し，粗糙性嗄声は消失した．摂食・嚥下機能では，水分摂取でのむせはなく常食の摂取になり，摂食・嚥下障害は改善した．

2ヵ月：構音面では，舌運動の運動不足による音の歪みはなくなった．開鼻声においては，鼻息鏡で右2，左1と改善傾向を示した．軽度開鼻声が認められたが，構音障害改善，聴覚的印象が改善したため約2ヵ月でSTの介入は終了となった．

解説

小脳梗塞は小脳出血より多く，小脳の卒中では梗塞が85％で，出血は15％といわれる．小脳梗塞の大部分は後下小脳動脈領域の小脳半球下内側部に好発するが，上小脳動脈領域にも多発する[1]．小脳梗塞の80～90％は終始意識障害を認めず，良性の経過をたどる．その症状の特徴は，①体幹失調，②嘔気，嘔吐，めまい，③協調運動障害である．症例によっては，小脳腫脹による脳幹圧迫によって水頭症の合併，または虚血が脳幹に及ぶと，意識障害を発生し死亡率が高まる[2]．診断はMRIが有用である．発症早期よりMRI拡散強調像により梗塞巣は高信号像を呈する．さらに，発症数時間後から24時間以内にT2強調像，FLAIR画像でも高信号を示し，T1強調像は低信号となり診断は容易である．急性期の治療は意識障害，水頭症を合併すれば後頭下減圧開頭術，シャント手術を考慮する．意識障害がなければ，通常の保存的な脳梗塞の治療を行い予後良好である．

症例1は，めまい，嘔気，体幹失調を主症状として発症し，MRIでは左上小脳動脈領域を主体とした梗塞を認めた（図1）．意識障害の合併はなく，通常の急性期脳梗塞の治療によって経過良好であった．リハビリは発症4日目より開始し，回復期リハビリでは体幹失調が主な問題点であった．PT，OTでは主として体幹のバランス，協調性改善に向けてアプローチした．リハビリ治療による経過は良好で，歩行は階段昇降を含めT字杖により自立した．ADLは回復期入院1ヵ月後ごろより入浴が見守りであったが，その他はいずれも自立で，3ヵ月後の退院時のFIMは125点（図2）にまで改善した．

症例2は，めまい，ふらつきと軽度の歩行障害で発症し，入院後4日目より意識レベルの低下，左片麻痺，構音障害を認めた．MRIでは入院時と変わらずアテローム血栓性の右小脳梗塞（図4）であった．アルガトロバンや一時ヘパリンの使用による急性期治療と，シロスタゾールの内服とリハビリを主とした保存療法によって早期の歩行自立が得られた．ADLも退院時FIMが122/126（図6）へと改善し予後良好な症例であった．

〔文献〕

1) Macdonell RA, Kalnins RM, Donnan GA, et al.：Cerebellar infarction：natural history, prognosis, and pathology. Stroke 18(5)：849-855, 1987
2) Amarenco P：The spectrum of cerebellar infarctions. Neurology 41：973-979, 1991

14 脳幹梗塞（橋）

症例 1　78歳　女性．脳幹（左橋）梗塞

呂律障害と右不全片麻痺による歩行障害で発症し入院．入院2日後より右片麻痺が増悪しまったく歩行不能となる．神経学的には右片麻痺はMMT 2/5，構音障害を認めた．意識は清明，HDS-Rは28/30点．入院時血圧171/81 mmHg，脈拍80/分．

既往歴：高血圧，くも膜下出血，胸腰椎圧迫骨折，肝炎．

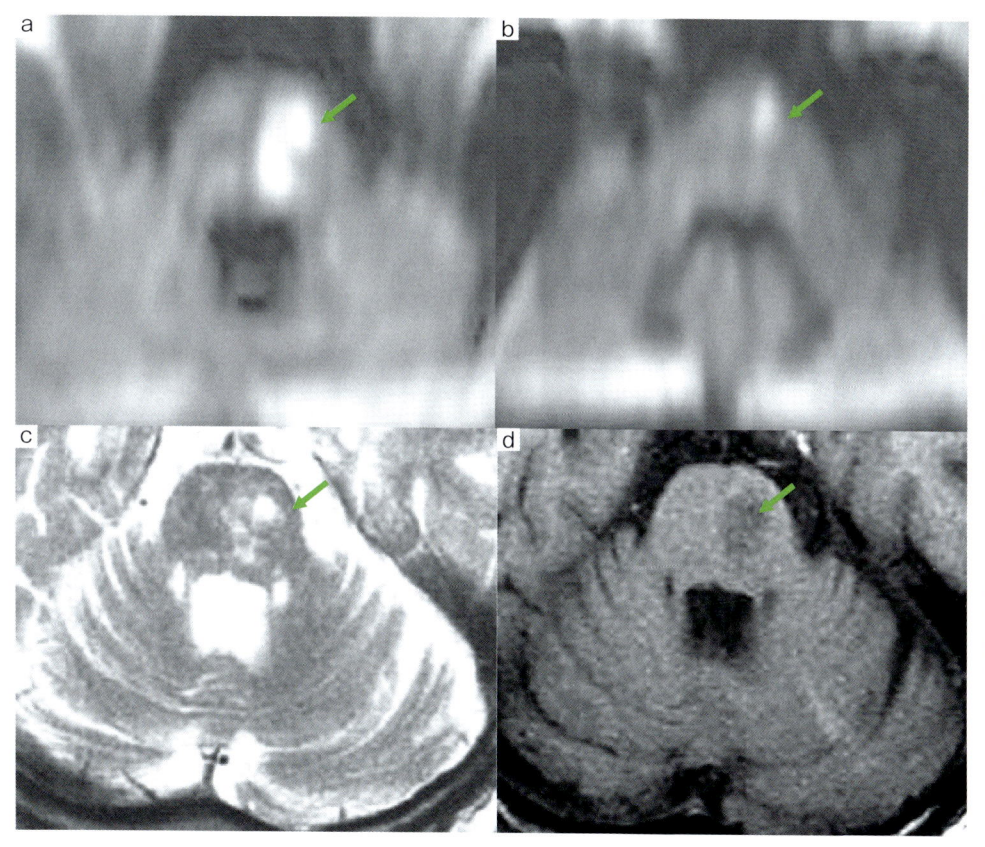

図1
発症4日目のMRI画像
a, b：拡散強調像（DWI）
c：T2強調像
d：T1強調像

a, bでは左橋底部を中心に半側全般に高信号を示し（➡），脳幹梗塞と診断された．

cでもaとほぼ同部位に不規則な斑状の高信号像（➡）を示した．

dでは左橋に淡い低信号像（➡）がみられた．MRAでは椎骨脳底動脈の閉塞，狭窄は認めなかった．

急性期の病状・リハビリテーションの経過

MRI（DWI）では左橋部の脳梗塞を認め，オザグレルナトリウムの点滴治療による抗血栓療法とシロスタゾールの内服を行った．入院4日目よりリハビリを開始した．

リハビリは理学療法を中心に5～6回/週，40分/回行った．初期には起居動作，立位は一部介助であったが歩行不能で，ADLは介助を要した．

● 各論

回復期リハビリ病院への転院時には，立位は一部介助．移乗，歩行も一部介助へとやや改善した．排泄は神経因性膀胱による尿閉のため，膀胱留置カテーテルが使用された．ADL はトイレ動作が全介助で，整容，更衣も一部介助を要した．

回復期リハビリテーション

〈理学療法・作業療法〉

1 入院時評価（図2）

身体機能は Brunnstrom stage は上肢・手指・下肢ともにⅡで，上肢機能が廃用手レベル，MMT は 1/5 で麻痺は重度．感覚は表在・深部感覚は共に正常．認知面は注意障害，記憶障害があった．基本動作では，寝返り・起き上がり・坐位保持・立ち上がり・立位保持に一部介助を要した．ADL 動作は，食事が非麻痺側手によるスプーンの使用が見守りで可能，その他は介助を要し，FIM は 47/126 と低い得点であった．

2 理学・作業療法の目標・アプローチ

- PT はベッド周辺における基本動作の獲得，装具や歩行補助具使用による歩行を獲得する．
- OT は車椅子乗車において ADL 能力の向上，上肢機能の改善を図る．
- PT のアプローチとして麻痺側下肢の随意性向上・筋出力向上を目的とした基本動作・歩行訓練を実施した．
- OT のアプローチとして座位・立位バランス訓練，上肢機能訓練，ADL 訓練を実施した．

3 リハビリの治療経過（図2）

1〜3週：理学療法開始から1週後には，AFO 使用による平行棒内歩行が中等度介助を要した．このころは方向転換時に麻痺側の膝折れが目立った．開始から2週後では4点杖による歩行が軽介助となり，3週後で AFO の作製を行った．

1ヵ月：Brunnstrom stage は上肢Ⅲ・手指Ⅲ・下肢Ⅳとなり，上肢の共同運動と下肢の分離が認められた．基本動作は一部介助から監視へと向上がみられた．歩行は4点杖使用で約10m程度の監視歩行が可能となった．

また，静的な座位・立位のバランスは向上し，下衣の着脱は介助となり，病室では夜間のみポー

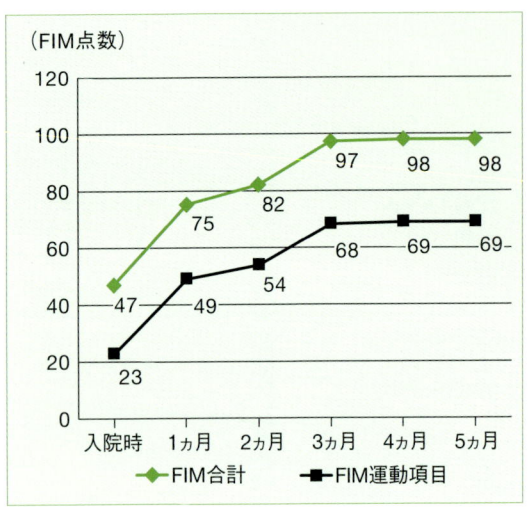

図2 回復期リハビリの入院経過と FIM の推移

タブルトイレを使用した．FIM は 75/126 点へと向上した（図2）．

2ヵ月：Brunnstrom stage は上肢Ⅲ，手指がⅣ，下肢Ⅳへと向上し，上肢機能は補助手となった．MMT 3〜4/5 と筋出力の向上がみられてきた．基本動作は寝返り・起き上がり・立ち上がりが監視，坐位保持が自立に向上した．このころより，自室〜リハビリ室間の歩行が4点杖により監視で行え，耐久性の向上が見られた．また，病棟でも看護師とともに4点杖使用による病棟歩行訓練が開始された．階段昇降は手すり使用により監視で可能となり，ADL はトイレ動作が見守りとなった．FIM は 82/126 点と向上した．

3ヵ月：麻痺に明らかな変化はみられなかったが，寝返り・起き上がりが自立となった．歩行は4点杖による歩行が監視，T字杖では方向転換時のみに介助を要した．このころより，家屋状況に合わせた段差昇降や家族指導を実施した．身体面の向上に伴い，ADL 能力が向上し，食事・トイレ動作は自立となった．整容・更衣は見守りとなり FIM は 97/126 点となった．

4ヵ月：基本動作は自立となり，認知面は注意障害が残存していたが HDS-R は 30/30 点となった．退院準備として外泊訓練や家屋改修を実施した．FIM は 98/126 点に改善し入院当初に比べて51点も向上した（図2）．

症例2 75歳，男性．脳幹（右橋）梗塞

朝方2階から降りてきたとき，ふらつき，左不全片麻痺，呂律障害に気づき，救急搬送入院となる．入院時血圧は155/96 mmHg，脈拍58/分，SpO_2 97%．神経学的には，意識清明，左片麻痺（MMT 上肢2/5，下肢3/5），右顔面神経麻痺，軽度の嚥下障害あり，構音障害（軽度）を認めた．

既往歴：めまい（72歳時）．

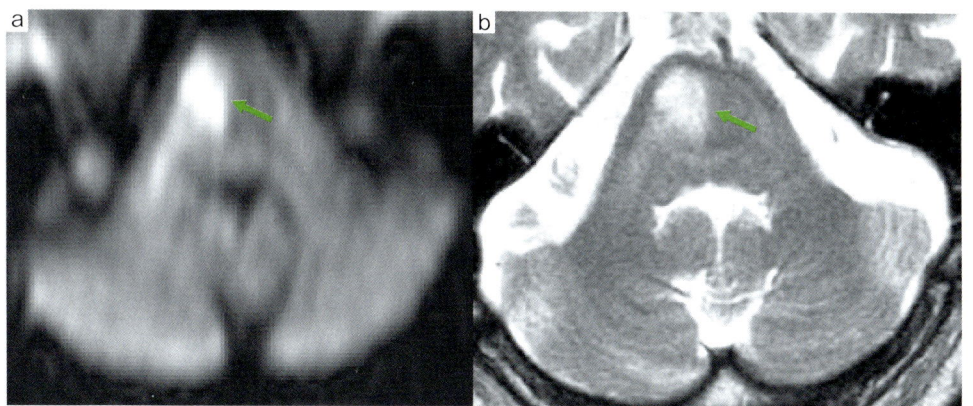

図3
発症10日目のMRI画像．
a：DWI
b：T2強調像

aでは右橋半側から右小脳橋脚にわたって広範囲の高信号像（➡）を示した．bではaとほぼ同じ部位の右橋に高信号像（➡）がみられ，脳幹梗塞と診断された．

急性期の病状・リハビリテーションの経過

発症からの時間経過からt-PA（血栓溶解療法）の適応がなく，血圧の維持とともにオザグレルナトリウム（抗血小板製剤），エダラボン（脳保護薬）の点滴治療とともにクロピドグレルの内服投与を行った．これらの治療薬とリハビリなどにより徐々に改善した．

リハビリは，入院5日目よりPTを，8日目からはOTを開始した．PT，OTはいずれも40～60分/回，6回/週行った．

初期は起居動作と立位も後方重心が強く一部介助を要した．入院12日目より平行棒内での歩行訓練を開始した．麻痺側股関節の外旋歩行が著明で，足底の引きずりがみられたため，金属支柱付きAFOを使用した．その後も積極的リハビリを行い，入院21日の転院時では，移乗動作は軽介助，平行棒内歩行が近位での監視，ベッド上での日常生活動作は軽介助～自立となった．

回復期リハビリテーション

＜理学・作業療法＞
1　入院時評価（図4）
●身体機能

意識状態，コミュニケーションは良好．Brunnstrom stageは左上肢Ⅲ，手指Ⅲ，下肢Ⅲ．関節可動域制限は左膝関節に伸展制限－10度，左足関節に背屈制限0度の内反尖足を認めた．感覚は表在・深部共に正常．左上肢機能は麻痺の影響により，握力0 kgであった．年相応の記銘力低下を認めたが，その他の高次脳機能障害は認められなかった．

●基本動作・歩行

基本動作として，ベッド上動作は自立．座位保持自立．立ち上がりに軽介助を要した．ベッド・車椅子間の移乗は軽介助レベル．移動は車椅子を使用し，自立レベルであった．KAFOを着用しての平行棒内歩行は軽介助を要した．

● ADL

食事，整容は見守りで，トイレ動作には下衣着

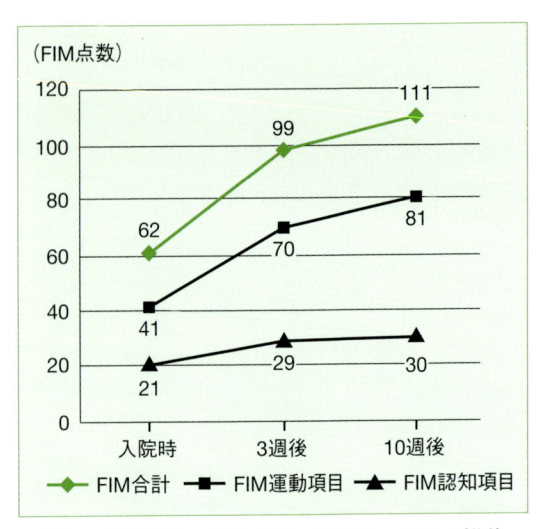

図4 回復期リハビリの入院経過とFIMの推移

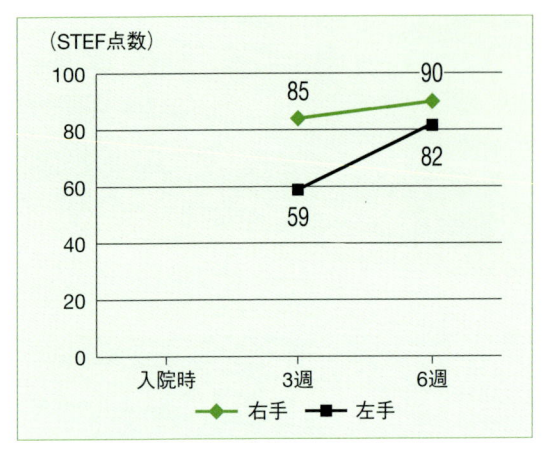

図5 回復期リハビリの入院経過とSTEFの推移

脱に介助を要した．更衣動作については，協力動作はあったがほぼ全介助レベルであった．入浴も全介助で，FIMは62/126点であった．

2 理学・作業療法の目標・アプローチ

- 短期（1ヵ月）目標は，①ベッド・車椅子間の移乗・トイレ動作・更衣動作の自立，②左上肢機能の改善，③監視レベルの屋内でのT字杖歩行とした．
- 長期（3ヵ月）目標は，①屋内でのADL自立，②左上肢の補助手としての機能獲得，③屋外でのT字杖による歩行の自立とした．

3 リハビリの治療経過（図4, 5）

当初〜2週：介入当初は，PTでは左下肢関節可動域訓練，体幹促通訓練，歩行訓練を行った．OTでは移乗訓練，トイレ動作訓練を中心に行い，開始より1週後には移乗自立．2週後には整容動作は，車いすを使用し洗面台で自立した．トイレ動作も自立レベルに達した

3週：Brunnstrom stageは上肢V，手指V，下肢IVとなり，随意性が向上した．随意性が向上するに従い，協調性障害の症状を認め，立位動作場面や歩行場面でのふらつきや，左上肢操作や把持動作において問題となった．歩行訓練はAFOとT字杖を使用して行い，監視レベルであった．PTでは引き続き歩行訓練を中心に行い，OTでは更衣訓練や左上肢のADL参加拡大を図った．上肢機能は，簡単な物を押さえたりすることが可能となったが，失調の影響により空間で保持することは困難であった．上肢機能検査（STEF）では右：85/100点，左：59/100点で，FIMは99/126点へと向上した（図4）．

6週：AFO着用でのT字杖歩行は安定し，病棟で自立して行うようになった．FBSでは56点中42点となり，歩行補助具なしでも転倒の危険性はないという判定になった．左上肢機能もSTEFは，右90/100点，左82/100点で改善を認めた（図5）．

8週以降：Brunnstrom stageは上肢VI，手指VI，下肢Vとなり，さらに随意性が向上した．関節可動域制限は，左膝関節に伸展制限−5度，左足関節に背屈10度となり向上を認めた．基本的ADLは自立レベルとなり，屋外歩行訓練を開始した．上肢機能訓練や自宅生活を想定した生活関連動作訓練も行った．開始より10週後には屋内独歩は自立し，FIMは111/126点となって自宅退院した（図4）．

＜言語療法＞

1 入院時の評価

コミュニケーション面では，理解は長文レベルで保たれており，口頭表出は文章レベルが可能なため，疎通性は良好であった．しかし，軽度痙性構音障害があり，左舌下神経麻痺，左顔面神経麻痺を軽度認めた．舌小帯短縮症による舌運動（特に左右運動，挙上運動時）の可動域制限があり，構音の歪みも認められた．また，気息性嗄声があり，発話明瞭度低下の主要因となっていた．介入

時，発話明瞭度はレベル3（内容を知っていればわかる）となっており，発話の異常性の印象度はレベル2（あまり気にかからない）であった．MPTは8.2秒であった．

2　言語療法の治療目標・計画

- 治療目標は，発話明瞭度，発話の印象度の改善・舌下神経，顔面神経麻痺の改善とした．
- 治療計画は，発声・発語器官の機能訓練，発声，構音訓練とした．

3　言語療法の治療経過

介入時から2週間は，発声発語器官の麻痺の程度，発話明瞭度に変化は認められなかったが，3週目から徐々に改善を認め，舌小帯短縮症も軽減した．1ヵ月半経過した時点で，麻痺は軽減し，発話明瞭度はレベル2（ときどきわからないことばがある），印象度はレベル2となり，病前の構音状態と大きな変化を認めない状態となったため，言語療法は終了とした．

解　説

橋は基底核，視床と同様，脳血管障害が発生しやすい．橋梗塞をMRI画像から，①橋深部に見られる5mm程度のラクナ梗塞，②傍正中部を中心に橋底に広がる楔形の梗塞で，動脈分枝入口部で穿通枝がアテローム硬化性病変により閉塞するBAD（branch atheromatous disease：分枝粥種型梗塞），③橋底から被蓋におよぶ両側ないし大きな梗塞で，アテローム血栓ないし塞栓性大血管病に分類できる．橋梗塞や天幕上の小中梗塞の成因として，BADは頻度が高く重要である[1]．150例の橋梗塞の臨床症候についてKumralら[2]は5型に分類し，その頻度について述べた．①前内側症候群は58%で，運動麻痺，運動失調，構音障害，軽度の被蓋症候，②前外側症候群は17%で，半数が運動感覚障害，半数以上に被蓋症候，③被蓋症候群（10%），④両側橋症候群は11%で，一過性意識障害，四肢麻痺，偽性球麻痺，⑤一側性の多発性橋梗塞は4%で，重度の運動感覚障害，被蓋症候を示した．予後は，両側性を除き比較的良好である．

症例1は，DWIから左橋内側半側の梗塞で（図1），神経学的には右片麻痺と構音障害が主症状であった．MRAでは脳底動脈に閉塞，狭窄所見はみられなかったが，BADによる穿通枝の梗塞と考えられた．治療はオザグレルナトリウムの点滴治療による抗血栓療法とシロスタゾールの内服を行い，急性期よりリハビリを開始した．回復期リハビリの入院時は座位，立位保持に一部介助を要し，歩行はまったく不能であった．ADLもほぼすべて介助を要し，FIMは47点と低値であった．入院後のPT・OTにより経過は良好で，4ヵ月後の退院時には4点杖による歩行は自立となり，食事，更衣，トイレ動作のADLも自立し，FIMは98点にまで改善した（図2）．

症例2は，右橋内側部を主体とし一部右小脳橋脚にわたる比較的大きな梗塞（図3）で，比較的重度の左片麻痺と軽度の失調症状，構音症状を認めたが，症例1と同様の急性期治療とリハビリにより良好な改善を示した症例である．回復期リハビリの入院時では，起立・歩行が困難で，ADLもFIMで62点と低値であったが，4ヵ月後の退院時には補助具なしで歩行が可能となり，ADLはFIMが111点にまで改善した（図4）．構音障害も徐々に改善し回復期リハビリ入院後，約6週後には病前とほぼ変わらない状態になった．

〔文　献〕

1) Caplan LR : Intracranial branch atheromatous disease : a neglected, understudied, and underused concept. Neurology 39 : 1246-1250, 1989
2) Kumral E, Bayülkem G, Evyapan D, et al. : Clinical spectrum of pontine infarction. clinical-MRI correlations. J Neurol 249(12) : 1659-1670, 2002

● 付録

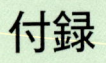

付録　脳卒中重症度の評価法　2

■Brunnstrom stage 分類（stage Ⅰ～Ⅵ）

内容	検査課題		
	上肢（腕） [ステージⅢ以降は座位で施行]	手指 [姿勢の指定なし]	体幹と下肢 [仰：臥位 座：座位 立：立位]
Ⅰ　随意運動がみられない	□弛緩麻痺	□弛緩麻痺	□弛緩麻痺
Ⅱ　共同運動が一部出現 連合反応が誘発される	□僅かな屈筋共同運動 □僅かな伸筋共同運動	□全指屈曲が僅かに出現	□（臥）僅かな屈筋共同運動 □（臥）僅かな伸筋共同運動 □（臥）健側股内外転抵抗運動によるRaimIste現象
Ⅲ　十分な共同運動が出現	□明らかな関節運動を伴う屈筋共同運動 □明らかな関節運動を伴う伸筋共同運動	□全指屈曲で握ることが可能だが，離すことができない	□（座）明らかな関節運動を伴う屈筋共同運動
Ⅳ　分離運動が一部出現	□腰のうしろに手をもっていく □肘伸展位で肩屈曲90° □肘屈曲90°での回内外	□不十分な全指伸展 □横つまみが可能で母指の動きで離せる	□（座）膝を90°以上屈曲して，足を床の後方にすべらす □（座）踵接地での足背屈
Ⅴ　分離運動が全般的に出現	□肘伸展回内位で肩外転90° □肘伸展位で手を頭上まで前方挙上 □肘伸展位肩屈曲90°での回内外	□対向つまみ □随意的指伸展に続く円柱または球握り □全可動域の全指伸展	□（立）股伸展位での膝屈曲 □（立）踵接地での足背屈
Ⅵ　分離運動が自由にできる やや巧緻性に欠ける	□ステージⅤまでの課題すべて可能で健側と同程度にスムーズに動かせる	□ステージⅤまでの課題すべてと個別の手指運動が可能	□（座）下腿内外旋が，足の内外がえしを伴って可能 □（立）股外転
回復段階の判定：1つ以上の課題が可能なもっとも高いステージ			

（吉尾雅春：第23章主要疾患・障害に対する理学療法評価 中枢神経疾患・障害に対する評価の進め方 脳血管障害．細田多穂・柳澤 健 編：理学療法ハンドブック 改訂第3版第1巻 理学療法の基礎と評価，協同医書出版社，東京，p649，2004 より引用）

　脳卒中の片麻痺の発症から回復過程について，臨床的にステージ分類を行っている．

■機能的自立度評価法
FIM（Functional Independence Measure）

●評価用紙

```
            7  完全自立（時間，安全性含めて）              介助者なし
            6  修正自立（補助具使用）
         部分介助
レ       5  監視
ベ       4  最小介助（患者自身で75％以上）
ル       3  中等度介助（50％以上）                        介助者あり
         完全介助
            2  最大介助（25％以上）
            1  全介助（25％未満）
```

	入院時	退院時	フォローアップ時
セルフケア			
A. 食事　　箸　スプーンなど			
B. 整容			
C. 清拭			
D. 更衣（上半身）			
E. 更衣（下半身）			
F. トイレ動作			
排泄コントロール			
G. 排尿コントロール			
H. 排便コントロール			
移乗			
I. ベッド，椅子，車いす			
J. トイレ			
K. 浴槽，シャワー　浴槽 シャワー			
移動			
L. 歩行，車いす　歩行 車いす			
M. 階段			
コミュニケーション			
N. 理解　　聴覚 視覚			
O. 表出　　音声 車いす			
社会的認知			
P. 社会的交流			
Q. 問題解決			
R. 記憶			
合　計			

注意：空欄は残さないこと．リスクのために検査不能の場合はレベル1とする．

（千野直一監訳：FIM 医学的リハビリテーションのための統一データセット利用の手引き．慶應義塾大学医学部リハビリテーション科，医学書センター，東京，pp18-36，1991 より引用）

　FIMは世界で最も使われているADL評価法である．評価項目は，上記に示すごとく運動項目が13項目，認知項目が5項目で合計18項目である．各項目における自立度のレベルは完全自立の7点から全介助の1点に分類して評価している．7，6点は介護者を必要とせず，5点は直接手を出さないが助言や準備をする．4，3，2，1点では介助の程度によって分類している．FIM運動項目の合計は91点，認知項目合計点が35点，FIM総合計点は126点となる．

略語一覧

- **ADL** activities of daily living　日常生活活動（動作）
- **AFO** ankle foot orthosis　短下肢装具
- **APDL** activities parallel to daily living　生活関連活動（動作）
- **AVM** arteriovenous malformation　脳動静脈奇形
- **BAD** branch atheromatous disease　分枝粥腫型梗塞
- **CADL** communicative abilities in daily living　実用コミュニケーション能力評価
- **CT** computed tomography
- **DWI** diffusion weighted image　拡散強調像
- **FAB** frontal assessment battery　前頭葉評価バッテリー（前頭葉機能検査）
- **FBS** functional balance scale　バランステスト/機能的バランス指標
- **FIM** functional independence measure　機能的自立度評価法
- **FLAIR** fluid attenuated inversion recovery　反復回復法
- **FR** functional reach test
- **GCS** Glasgow coma scale　Glasgow 意識障害分類
- **HDS-R** revised Hasegawa dementia rating scale　改訂長谷川式簡易知能評価法（スケール）
- **IADL** instrumental activities of daily living　手段的日常生活動作
- **ICARS** international cooperative ataxia rating scale　小脳性運動失調の評価法
- **IQ** intelligence quotient　知能指数
- **JCS** Japan coma scale　日本の意識障害分類
- **KAFO** knee ankle foot orthosis　長下肢装具
- **L-P シャント** lumbo-peritoneal shunt　腰椎腹腔短絡術
- **MMSE** mini-mental state examination　認知症スクリーニングテスト
- **MMT** manual muscle testing　徒手筋力テスト
- **MPT** maximum phonation time　最長発声持続時間
- **MRA** magnetic resonance angiography　磁気共鳴血管造影
- **MRI（MR）** magnetic resonance imaging　磁気共鳴画像
- **MWST** modified water swallow test　改訂水飲みテスト
- **OT** occupational therapist/therapy　作業療法士/作業療法
- **PT** physical therapist/therapy　理学療法士/理学療法
- **RCPM** Raven=s coloured progressive matrices　日本版レーヴン色彩マトリックス検査
- **ROM** range of motion　関節可動域
- **RSST** repetitive saliva swallowing test　反復唾液嚥下テスト
- **SAH** subarachnoid hemorrhage　くも膜下出血
- **SLTA** standard language test of aphasia　標準失語症検査
- **SPECT** single photon emission computed tomogrphy　シングルフォトン放出核種による局所脳血流測定法
- **ST** speech therapist/therapy　言語聴覚療法士/言語聴覚療法
- **STEF** simple test for evaluating hand function　上肢機能評価法（簡易上肢機能テスト）
- **3D-CT** three dimensional computed tomography　三次元 CT
- **3D-CTA** three dimensional computed tomography angiography　三次元脳血管造影
- **TMT-A** trail making test A
- **TMT-B** trail making test B
- **t-PA** tissue plasminogen activator　組織プラスミノーゲンアクチベーター
- **V-P シャント** ventriculo-peritoneal shunt　脳室腹腔短絡術
- **WAIS-R** Wechsler adult intelligence scale　ウエクスラー成人知能検査

症例一覧

❶ 右被殻出血 …………………………………………………… p30
❷ 左被殻出血 …………………………………………………… p32
❸ 右被殻出血（亜急性期高血圧性脳出血）…………………… p18
❹ 左被殻出血 …………………………………………………… p19（図11b）
❺ 左視床出血 …………………………………………………… p36
❻ 右視床出血，脳室内出血 …………………………………… p38
❼ 右橋出血 ……………………………………………………… p42
❽ 両側橋出血 …………………………………………………… p19（図12a, b）
❾ 右小脳出血，脳室穿破 ……………………………………… p45
❿ 正中〜左部小脳出血 ………………………………………… p48
⓫ 大脳皮質下出血（左前頭頭頂葉）…………………………… p51
⓬ 大脳皮質下出血（右側頭葉）………………………………… p54
⓭ 大脳皮質下出血，脳室穿破 ………………………………… p19（図11a）
⓮ 脳動静脈奇形による左側頭葉出血 ………………………… p57
⓯ 脳動静脈奇形による右側頭後頭葉出血，脳室穿破，急性硬膜下血腫 … p60（図3a, b）
⓰ 脳動静脈奇形（右側頭葉）…………………………………… p23（図17）
⓱ くも膜下出血，左中大脳動脈瘤 …………………………… p63
⓲ くも膜下出血，前交通動脈瘤，くも膜下出血後水頭症 …… p65
⓳ くも膜下出血，くも膜下出血後水頭症 …………………… p20（図13a, b）
⓴ 右内頸動脈瘤 ………………………………………………… p20（図14a）
㉑ 左内頸動脈瘤 ………………………………………………… p20（図14b）
㉒ 巨大脳動脈瘤 ………………………………………………… p21（図15a, b）
㉓ 解離性動脈瘤（左椎骨動脈）………………………………… p22（図16）
㉔ 海綿状血管腫（多発性）……………………………………… p24（図18）
㉕ モヤモヤ病 …………………………………………………… p25（図19）
㉖ 心原性脳塞栓（右中大脳動脈領域），心房細動右内頸動脈閉塞 … p69
㉗ 急性期心原性脳塞栓（左中大脳動脈領域，脳腫脹合併）………… p13（図4）
㉘ 脳梗塞（右中大脳動脈領域），右内頸動脈閉塞 …………… p71（図5a, b），p72（図5c, d）
㉙ 脳梗塞（右中大脳動脈領域），右中大脳動脈閉塞 ………… p11（図2a, b）
㉚ 脳梗塞（右中大脳動脈領域），右中大脳動脈閉塞 ………… p75（図1）
㉛ 右中大脳動脈閉塞 …………………………………………… p14（図7）
㉜ 右頸部内頸動脈狭窄 ………………………………………… p15（図8）
㉝ 亜急性期出血性脳梗塞（右中大脳動脈領域）……………… p12（図3）
㉞ 心原性脳塞栓（左前頭葉），心房細動左前大脳動脈狭窄 …… p78（図1）
㉟ 境界領域脳梗塞（右大脳分水領域），両側頸部内頸動脈狭窄 …… p81（図1）
㊱ ラクナ梗塞（左放線冠，基底核）…………………………… p85（図1）
㊲ ラクナ梗塞（左放線冠，基底核）右頸部内頸動脈狭窄 …… p87（図4）
㊳ 陳旧性多発性ラクナ梗塞（左基底核）……………………… p13（図5）
㊴ 急性期，慢性期ラクナ梗塞（陳旧性後頭葉脳梗塞合併）…… p14（図6）
㊵ 左小脳梗塞 …………………………………………………… p90
㊶ 右小脳梗塞，左椎骨動脈狭窄 ……………………………… p92
㊷ 脳幹（左橋）梗塞 …………………………………………… p95
㊸ 脳幹（右橋）梗塞 …………………………………………… p97
㊹ 上矢状静脈洞血栓症，出血性脳梗塞 ……………………… p16（図9）

索引

欧文索引

— A —

activities of daily living　31
ADL　31, 43, 61, 67, 71
ADL 自立項目　86
AFO　31, 32, 40
ankle foot orthosis　31
APDL　64, 65
arteriovenous malformation　22
ataxic hemiparesis　89
atheroma　14
AVM　57, 60, 61

— B —

BAD　99
blowing　77
borderzone infarction　84
branch atheromatous disease　99
Brunnstrom stage　31, 32, 33, 37, 39, 70, 76, 79, 97

— C —

CADL　59
cavernous angioma　24
cerebral infarction　10
communicative abilities in daily living　59
cord sign　15
CT　9

— D —

3D-CTA　9, 20, 23
deoxyHb　17
dissecting aneurysm　21
double lumen sign　21
double shadow　21
DWI　11, 74, 77, 85
diffusion weighted image　11
dysarthria-clumsy hand syndrome　89

— E —

early CT sign　8
empty delta sign　15, 16
etat crible　13

— F —

FAB　64, 65
FBS　31, 43, 44, 46, 49, 70, 79, 86, 93
FIM　31, 33, 37, 39, 40, 41, 43, 44, 61, 64, 67, 70, 71, 73, 79, 80, 86, 89, 98
Fisher　66
FLAIR　11, 69, 85
flow gap　15
flow void　20, 21, 22, 25
flow void sign　21, 77
fogging effect　11, 12
FR　43
frontal assessment battery　64
functional balance scale　31
functional independence measure　31
functional reach test　43

— G —

GCS　50
gyral pattern enhancement　12

— H —

HDS-R　39, 55, 60, 61
Hunt & Kosnik　66
hypertensive intracerebral hemorrhage　17

— I —

IADL　44, 58
ICARS　46, 47
instrumental activitys of daily living　44
international cooperative ataxia rating scale　46
intracranial aneurysm　20
IQ　55, 61
ivy sign　25

— J —

JCS　32, 39
Japan coma scale　32

— K —

KAFO　39, 40, 97

— L —

lacuna infarction　13
lipohyalinosis　88
lumbo-peritoneal shunt　64

— M —

manual muscle testing　30
metHb　17, 18
microatheroma　88
microbleed　42
mini-mental state examination　55
MMSE　55, 61
MMT　30, 32
modified water swallow test　94
moya moya disease　24
MPT　77, 99
MRA　9, 14, 15, 20
MRI　9, 20
MWST　94

— N —

nidus　22

— O —

obstruction of cerebral artery　13
oxyHb　17

― P ―

pearl and string sign　21
pure motor hemiparesis　89
pure sensory stroke　89

― R ―

range of motion　31
RCPM　84
repetitive saliva swallowing test　94
ROM　31
RSST　94

― S ―

SAH　63，65，67
signal void　61
simple test for evaluating hand function　33
sinus thrombosis　15
SPECT　9
SLTA　34，53，58，59
ST　41
standard language test of aphasia　34
STEF　33，43，44，98
subarachnoid hemorrhage　19

― T ―

tandem gait　92
tissue plasminogen activator　74
TMT-A　60，88
TMT-B　55，56，60，61，62，88
t-PA　74，80
trail making test-B　55

― V ―

ventriculo-peritoneal shunt　66

― W ―

WAIS-R　55，56，61
watershed infarction　10，84

和文索引

― あ ―

亜急性期高血圧性脳出血　18
亜急性期出血性脳梗塞　12
アテローム血栓性脳梗塞　8，74，82
アルガトロバン　74，89

― い ―

移乗訓練　98
異常血管塊　22，57
異常血管網　25
一過性脳虚血発作（TIA）　14
一本杖歩行　49

― う ―

ウイリス動脈輪　25
ウエクスラー成人知能検査　55
迂言　59，62
右後下小脳動脈系の血流障害　92
右中大脳動脈閉塞　14，75
右内頸動脈閉塞　69，71
運動失調　86
運動障害性構音障害　77，83
運動性失語症　53，78，80

― え ―

ADL訓練　33
エダラボン　72，74，89
AVM，出血　62
―，診断　61
―，治療　62
MR還流強調画像　9
エルゴメーター　46，66
L-Pシャント　64
嚥下障害　94，97

― お ―

オクラホマSHB装具　80
オザグレルナトリウム　72，74，89
音韻性錯書　59

― か ―

回旋枝領域　88
階段昇降　91
改訂水のみテスト　94
改訂長谷川式簡易知能評価法　39
回転性めまい　48
開頭クリッピング　66
外泊訓練　96
開鼻声　94
海綿状血管腫　24
解離性動脈瘤　21，22
―，無信号　21
家屋改修　96
家屋評価　49
踵膝試験　46
拡散強調像　9，11，74
下肢関節可動域訓練　98
片麻痺　95，97
片麻痺機能訓練　32，33
片麻痺評価法　31
―，基本動作　31
かなひろいテスト　55，56，61，62
簡易上肢機能テスト　33
感覚性失語　57，58，62
眼球運動障害　47，50
還元型ヘモグロビン　17
喚語困難　34，53，54，59，62
眼振　47，50
関節可動域　31
関節可動域訓練　33
関節可動域制限　97

― き ―

記憶力低下　76
偽腔内血栓　21
企図振戦　47
機能的自立度評価法　31
機能的バランス指標　31
基本動作訓練　32
記銘力低下（障害）　62，66
キャンセレーション　56
急性期心原性脳塞栓　13
急性期脳梗塞　11
急性期ラクナ梗塞　13
急性硬膜下出血　60，62
橋　99

● 索　引

境界領域梗塞の原因病態　84
境界領域梗塞の頻度　84
境界領域脳梗塞　10，81，84
橋梗塞　99
―，臨床症候　99
橋出血　19，42，44
―，中心部型　44
―，底部被蓋型　44
―，被蓋型　44
―，分類　44
協調運動障害　43，50，93
協調性障害　46
共同偏視　69，71，81
鏡面形成　54
虚血型　25
虚血性病変　10
巨大脳動脈瘤　21
筋緊張亢進　76
近時記憶　61
筋力増強訓練　32，77
筋力低下　46，93

―く―

空間無視　75
空洞三角徴候　15，16
くも膜下出血　9，19，20，63
―，原因　20，67
―，主要な病態　67
―，診断　9，19，67
―，水頭症　20，65
―，予後不良に影響する因子　67
くもり効果　12
クリッピング　64

―け―

頸動脈の狭窄，閉塞　15
頸部頸動脈分岐部狭窄　14
頸部ドップラー超音波検査　15
頸部内頸動脈狭窄　15，81，87
血管塊　61
血管周囲腔　13
血管攣縮　64
血栓　15
血栓化静脈洞壁　16
血栓性梗塞　10
言語聴覚療法　41
言語理解　62

見当識　61，66
見当識障害　62
原発性脳幹出血の責任血管　44
健忘症　60

―こ―

降圧剤　31，32
構音訓練　77
構音障害　40，46，47，76，94，95，97，98
後下小脳動脈領域　94
口腔器官の運動機能改善　77
口腔器官の機能訓練　77
高血圧性脳出血　17
―，亜急性期　17
―，画像所見　17
―，急性期　17
―，原因　19
―，好発部位　18
―，慢性期　18
抗血小板作用　89
抗血栓療法　89
抗凝固療法　80
高次脳機能障害　52，60，73，74，83，88，89
巧緻動作訓練　33，46
抗トロンビン作用　89
脳動静脈奇形，好発年齢　61
―，好発部位　61
Kohs立方体　56，62
Kohs立方体テスト　55，61
語性錯語　59，62

―さ―

サークル歩行　46，64
最長発声持続時間　77，99
細胞性浮腫　9，11，77
錯語　34，54
索状高吸収域　15
saccadeの異常　47
左内頸動脈瘤　20
酸化ヘモグロビン　17

―し―

四肢失調　49
歯状核部　49

視床出血　36，38
―，重症度　40
―，治療　40
視床の血管支配　40
篩状の無信号　24
失語症　52，59
失調症状　88，93
実用コミュニケーション能力検査　59
sinusoid様の血管腔　24
視野欠損　55
ジャルゴン　34
シャント手術　68
住宅環境の調整　49
10 m 歩行　40，49
10 m 歩行速度　33，37，49，64，65，72，79，86
粥状硬化　14
手段的日常生活動作　44
出血型　25
出血性梗塞　13，76，77
出血性脳梗塞　16
出血性病変　17
上肢機能　97，98
上肢機能訓練　33
上矢状静脈洞　16
上矢状静脈洞血栓症　16
上小脳動脈領域　90，94
小脳梗塞　11，90，92，94
―，急性期の治療　94
―，症状　94
―，診断　94
小脳出血　45，48，49
―，重症度　50
―，手術適応　50
小脳半球下内側部　94
情動障害　80
静脈性脳梗塞　15，16
―，原因　16
―，好発部位　16
静脈洞　15
―，閉塞　16
静脈洞血栓症　15
静脈洞壁　15
シルバーカーによる歩行　64
シロスタゾール　89
真腔　21
神経筋促通訓練　31
神経症候　74

● 索 引

心原性脳塞栓　8，11，69，78，80
　―，再発予防　80
身体失認　76
心房細動　69，74，78

―す―

垂直性眼振　45，90
水頭症　20，64，68
水平性眼振　45
3D-CT　57
3D-CTA　54

―せ―

生活関連動作　64
前交通動脈瘤　65，68
全失語　51
前大脳動脈狭窄　78
前大脳動脈系の脳梗塞，症状　80
　―，治療　80
穿通枝型梗塞　11
穿通枝血管　25
穿通枝領域　88
穿通枝領域の小梗塞　88
穿通動脈　88
前頭葉評価バッテリー　64
線分二等分線　55，56
線分二等分テスト　82，83
線分末梢　56

―そ―

塞栓源　74
塞栓性梗塞　10
側脳室　60
　―，第3脳室出血　62
側副血行　74
粗糙性嗄声　94

―た―

第3脳室内出血　45，60
体幹失調　43，46，49，90，91，94
体幹促通訓練　98
大腿四頭筋収縮　40
大脳皮質下出血　51
大脳分水領域　81
第4脳室内出血　45

多発性の拡張穿通動脈　25
ダブルデイジーの描画テスト　82，83
ダブルデージー模写　55
短下肢装具　31
短期記憶障害　60

―ち―

注意障害　55，76，77
注視麻痺　42，50
中大脳動脈閉塞　75
　―，原因　77
　―，症状　77
中大脳動脈閉塞による脳梗塞　11
中大脳動脈瘤　63
中大脳動脈瘤破裂　68
長下肢装具　39
陳旧性ラクナ梗塞　13

―つ―

追視の異常　47

―て―

T字杖　31
T2強調像　11，77
T1強調像　11

―と―

トイレ動作訓練　98
頭蓋内脳動脈の狭窄，
　　閉塞の好発部位　14
頭蓋内脳動脈閉塞　13
動静脈奇形の発生機転　23
動的バランス機能評価　43
動脈瘤の偽腔　21
同名半盲　60
徒手筋力テスト　30

―な―

内頸動脈狭窄　90
内頸動脈閉塞　74
内頸動脈閉塞，診断　74
内頸動脈瘤　20
ナイダス　22，57，60，61

―に―

日常生活動作　31
ニボー　54

―の―

脳圧下降剤　31，32
脳回に沿った増強効果　12
脳幹梗塞　11，95，97
脳幹出血　44
脳血管撮影　9，23
脳血管障害　8
　―，画像診断　9
　―，危険因子　8
　―，診断　9
　―，分類　8
脳血管攣縮　19，63，66，68
脳血栓症　74
脳血流測定　9
脳梗塞　8，10，73，75
　―，原因　74
　―，穿通枝型　10
　―，皮質型　10
脳梗塞（右中大脳動脈領域）　71
脳室穿破　60
脳室ドレナージ　40
脳室内出血　38，41
脳室腹腔短絡術　40
脳出血　8，17，45，60
脳出血の予後　50
脳塞栓症　74
脳卒中治療ガイドライン2009　50
脳卒中の病型　8
脳動静脈奇形　22，23，57，58
　―，発生部位　23
　―，無信号　22
　―，臨床症状　23
脳動脈瘤　9，20
　―，画像所見　20
　―，無信号　20
脳の血管支配　10
脳表静脈内凝固　15
脳浮腫　15，31，32
脳保護薬　74，89

― は ―

破綻血管　49
蜂の巣状の血管無信号域　61
発語失行　54
発症の形式　61
発話速度　77
発話明瞭度　40，77，98，99
バランス訓練　33
バランス能力　37
バランス能力低下　86
バランス評価　43
半身感覚障害　78
半身知覚鈍麻　79
半側空間無視　54，55，76，77，83，84
反張膝　37，91
反復唾液嚥下テスト　94

― ひ ―

被殻　85，86，89
被殻出血　19，30，32，35
―，重症度判定　35
―，症候　35
―，治療　35
膝折れ　40
膝脛骨試験　47
皮質型梗塞　10
皮質下脳出血　19，54
皮質下脳出血，原因　55
―，予後　56
微小出血　42
ピックアップ歩行　43
ピックアップ歩行器　43，49
病型診断　8
標準失語症検査　34
貧血性小梗塞　13

― ふ ―

部位別頻度　80
V-Pシャント　66
FIM，運動項目　37，49，55，61，73
―，合計　37
―，認知項目　37，55，61
pusher症候群　70，76
フットパット　53
FLAIR画像　77
FLAIR法　13
プロソディー障害　77
分枝粥種型梗塞　99
分水領域脳梗塞　84

― へ ―

平衡障害　49
平行棒内歩行　39，97
ペナンブラ　9，74
ヘモグロビンの代謝過程　17

― ほ ―

傍正中枝　88
放線冠　78，85，86，87，89
歩行　46
歩行訓練　98

― む ―

無信号　14，15

― め ―

メトヘモグロビン　11，17，18，20

― も ―

モヤモヤ血管　24，25
モヤモヤ病　24，25
―，無信号　25

― ゆ ―

指鼻試験　46，47
指指試験　47

― よ ―

4点杖　31，40

― ら ―

ラクナ梗塞　8，13，85，86
―，診断　89
―，定義　88

― り ―

リクライニング車いす　39
立位訓練　39
流出静脈　57，60
流暢性失語　57
流動性血腫　54
流入動脈　57，60
臨床病型　88

― ろ ―

ロッキング　31

― わ ―

ワーフアリン　70
ワイドベース　46
Wallenberg症候群　22

■著者略歴

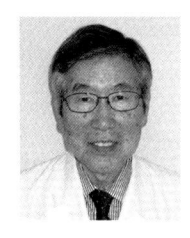

宮上　光祐
みやがみ　みつすけ
Mitsusuke Miyagami, MD. PhD

1965 年　日本大学医学部卒業
1981～1983 年　米国 National Institute of Health（NIH），
　　　　　　　NINCDS, Surgical Neurology Branch 留学
1992 年　日本大学脳神経外科助教授，駿河台日本大学病院
　　　　　脳神経外科部長
2003 年　日本大学脳神経外科教授
2008 年　竹の塚脳神経リハビリテーション病院院長

日本脳神経外科学会　専門医
日本リハビリテーション医学会　認定臨床医
日本脳神経外科漢方医学会　理事

（著書）
病気の形態学（共著），学際企画，2002
わかりやすい脳脊髄の MR・CT，新興医学出版社，2004
はじめて学ぶ脳神経疾患の漢方診療，新興医学出版社，2009

© 2013　　　　　　　　　　　　　　第 1 版発行　2013 年 1 月 15 日

わかりやすい画像からみた
脳卒中リハビリテーション
　　―よくある症例を中心に―

（定価はカバーに表示してあります）

| 検　印 |
| 省　略 |

著者　　宮　上　光　祐

発行者　　　　林　　峰　子
発行所　　株式会社 新興医学出版社
〒113-0033　東京都文京区本郷6丁目26番8号
電話　03（3816）2853　　FAX　03（3816）2895

印刷　三報社印刷株式会社　　ISBN978-4-88002-733-3　　郵便振替　00120-8-191625

・本書の複製権・翻訳権・上映権・譲渡権・公衆送信権（送信可能化を含む）は株式会社新興医学出版社が保有します。
・本書を無断で複製する行為，（コピー，スキャン，デジタルデータ化など）は，著作権法上での限られた例外（「私的使用のための複製」など）を除き禁じられています．研究活動，診療を含む業務上使用する目的で上記の行為を行うことは大学，病院，企業などにおける内部的な利用であっても，私的使用には該当せず，違法です．また，私的使用のためであっても，代行業者等の第三者に依頼して上記の行為を行うことは違法となります．
・JCOPY 〈（社）出版者著作権管理機構　委託出版物〉
本書の無断複写は著作権法上での例外を除き禁じられています．複写される場合は，そのつど事前に，（社）出版者著作権管理機構（電話 03-3513-6969，FAX 03-3513-6979，e-mail：info@jcopy.or.jp）の許諾を得てください．